Nikhila Amudala
Punithavathy R.
Satyam Martha

MEDICAMENTOS INTRACANAIS

Nikhila Amudala
Punithavathy R.
Satyam Martha

MEDICAMENTOS INTRACANAIS

ScienciaScripts

Imprint

Cover image: www.ingimage.com

This book is a translation from the original published under ISBN 978-620-8-16988-6.

Publisher:
Sciencia Scripts
is a trademark of
Dodo Books Indian Ocean Ltd. and OmniScriptum S.R.L publishing group

120 High Road, East Finchley, London, N2 9ED, United Kingdom
Str. Armeneasca 28/1, office 1, Chisinau MD-2012, Republic of Moldova, Europe
Printed at: see last page
ISBN: 978-620-8-24919-9

Conteúdo

Conteúdo

Introdução

A cavidade oral apresenta um ecossistema microbiano complexo. Os canais radiculares infectados partilham este complexo sistema microbiano e apresentam um nicho único para o seu desenvolvimento e multiplicação. Os microrganismos são o principal agente etiológico das doenças pulpares e perirradiculares. A causa mais comum de inflamação pulpar e periapical é a infeção. No entanto, com a continuação da infeção, necrose e periodontite apical, todo o sistema de canais radiculares é invadido por bactérias. A etiologia popular da patose periapical envolve a invasão bacteriana através de canais radiculares infectados, resultante da progressão da inflamação pulpar que também é causada por infeção bacteriana. A inflamação pulpar e periapical é uma reação imunológica de auto-defesa contra estímulos bacterianos sustentados; por isso, as estratégias para o tratamento endodôntico são dirigidas para a remoção destas bactérias e dos seus subprodutos do sistema de canais radiculares. Isto também envolve a selagem permanente d o sistema de canais radiculares após a desinfeção, para garantir que não haja re-invasão bacteriana a partir da cavidade oral. Cada passo do tratamento do canal radicular segue estas estratégias .[4]

O principal objetivo do tratamento endodôntico é remover o maior número possível de bactérias do sistema de canais radiculares e criar um ambiente no qual os restantes microrganismos não possam sobreviver. O tratamento endodôntico é mais frequentemente efectuado em dentes porque a polpa ou os tecidos periapicais, ou ambos, estão inflamados e /ou infectados.

Um dos principais objectivos da terapia endodôntica deve ser a eliminação das bactérias do sistema de canais radiculares. Isto pode ser conseguido através de uma combinação de desbridamento mecânico e quimioterapia. O objetivo do tratamento endodôntico é remover e matar todos os microrganismos no canal radicular e neutralizar quaisquer agentes que possam ser deixados no canal depois de matar os micróbios. O procedimento de tratamento endodôntico pode ser dividido em três fases principais: preparação biomecânica do canal radicular, desinfeção e obturação .[7]

A terapia pulpar para dentes decíduos tem como objetivo manter a saúde da criança e manter os dentes decíduos, onde o tecido pulpar é afetado por cáries, traumatismos dentários ou outras causas, num estado funcional até serem substituídos por dentes permanentes. Na terapia endodôntica dos dentes decíduos, devido ao carácter tortuoso e complexo dos canais radiculares e à alteração da sua morfologia com a reabsorção radicular, a "preparação biomecânica" restringe-se apenas ao desbridamento dos canais radiculares. Quando esse ambiente do canal radicular não é preenchido, permite a recolonização microbiana no espaço pulpar, tornando-o um abrigo para microrganismos, seus subprodutos e produtos de degradação, tanto dos microrganismos quanto do tecido pulpar. Assim, para um sucesso mais favorável, torna-se essencial a colocação de medicamentos intracanais no interior da câmara pulpar ou dos canais, que exercem o seu efeito antimicrobiano por contacto direto com os organismos ou por ação dos vapores dos componentes voláteis que atingem todas as irregularidades dos canais .[25]

Um tratamento de canal radicular bem sucedido envolve a eliminação de microrganismos e impede-os de reinfectar a raiz e/ou os tecidos peri-radiculares. Este objetivo pode ser alcançado principalmente através de uma limpeza e moldagem eficazes do sistema de canais radiculares. A desinfeção do espaço pulpar é um passo importante durante e após a limpeza e a moldagem. O êxito do tratamento do canal radicular depende de uma preparação quimio-mecânica correta, ou seja, a instrumentação do canal radicular deve ser acompanhada de irrigação. Devido à complexidade da morfologia do canal radicular, as limas manuais e rotativas não conseguem limpar áreas como os istmos e os canais laterais. Nestes casos, a irrigação eficaz e a utilização de medicamentos intracanais são essenciais. Embora a instrumentação apoiada pela irrigação reduza o número de microrganismos no canal radicular infetado, a erradicação de microrganismos das irregularidades do canal é reforçada por medicamentos intracanais que impedem a proliferação de estirpes residuais, bem como a recontaminação .[14]

Os medicamentos intracanais são utilizados para a desinfeção do canal radicular como parte de uma assepsia controlada, num canal radicular infetado, e o seu papel é secundário à limpeza e modelação do canal radicular. A natureza química dos medicamentos utilizados é variada - provêm de vários grupos diferentes, sendo frequentemente combinados diferentes produtos químicos ou fármacos numa "cauda de galo", numa tentativa de obter uma variedade de efeitos com uma única aplicação. Os medicamentos que são aplicados devem ser removidos antes da obturação.

Walton afirmou que "os medicamentos intracanais têm tradicionalmente andado de mãos dadas com a endodontia. Fazem parte do tratamento e são importantes para o sucesso da terapia do canal radicular. Os agentes médicos de desinfeção forte têm sido habitualmente utilizados como medicamentos intracanais, numa tentativa de "esterilizar" o espaço intracanal até há pouco tempo. Atualmente, a "moldagem e limpeza" é considerada o passo mais essencial para a remoção de desafios microbianos ao sistema de canais radiculares na endodontia moderna. A remoção mecânica de resíduos infecciosos utilizando instrumentos manuais ou rotativos e a limpeza química com uma solução bactericida destroem os micróbios até um nível inofensivo e desinfectam o espaço pulpar. No entanto, os medicamentos intracanais na endodontia moderna têm uma lógica um pouco diferente. Espera-se que actuem como um bloqueio físico e químico contra a fuga coronal de materiais de obturação temporários. A propriedade mais importante dos medicamentos intracanais é considerada a sua biocompatibilidade .[10]

Os objectivos finais do tratamento endodôntico são a remoção completa das bactérias, dos seus subprodutos e dos restos pulpares dos canais radiculares infectados e a selagem completa dos canais radiculares desinfectados[22] . Os medicamentos intracanais têm sido considerados um passo essencial para matar as bactérias nos canais radiculares; no entanto, na endodontia moderna, a moldagem e a limpeza podem estar a assumir maior importância do que os medicamentos intracanais como meio de desinfeção dos canais radiculares. Os medicamentos intracanais são geralmente recomendados quando o tratamento não pode ser concluído numa única consulta; é possível que as bactérias intracanais sobreviventes proliferem frequentemente entre as consultas. São geralmente considerados como parte integrante do tratamento e importantes para o sucesso da terapia do canal radicular."

No entanto, os medicamentos intracanais na endodontia moderna têm uma lógica um pouco diferente. Para reduzir o recrescimento bacteriano e possivelmente até melhorar a supressão bacteriana, um medicamento intracanal pode ser vantajoso e utilizado com sucesso para eliminar a flora bacteriana .[35]

A medicação antimicrobiana interproximal actua inibindo a proliferação de bactérias, eliminando as bactérias sobreviventes, minimizando assim a entrada de agentes patogénicos através de uma restauração com fugas. Normalmente, no tratamento de dentes com polpa vital, não há necessidade de medicação intracanal. Ao utilizar medicamentos intracanais, pode ser possível obter uma instrumentação mais completa devido ao maior tempo total utilizado para o tratamento. Por outro lado, várias consultas podem também aumentar o risco de complicações assépticas. Por conseguinte, para inativar esta carga inflamatória bacteriana, tem de ser utilizada medicação intracanal antibacteriana de longa duração entre as consultas endodônticas[23] . Assim, o significado moderno do penso intracanal é o de um bloqueio contra a fuga coronal a partir do espaço entre os materiais de obturação e a parede da cavidade. Portanto, os medicamentos intracanais, que anteriormente eram os "astros brilhantes" do protocolo de tratamento endodôntico, parecem ter sido retirados da linha de frente, mas ainda mantêm alguma importância .[15]

Materiais como o hidróxido de cálcio, a clorexidina, a pasta antibiótica tripla e os corticosteróides como o ledermix são os medicamentos intracanais mais utilizados. Estes materiais são biocompatíveis com propriedades antimicrobianas superiores e são menos irritantes para os tecidos periapicais quando comparados com outros medicamentos como fenóis e aldeídos. Os medicamentos à base de plantas, como a própolis, o aloé vera e a nissina, também são utilizados por serem económicos e mais seguros para aplicação.

Os avanços nos domínios da medicina e da investigação incluem novas abordagens, como a desinfeção fotoactivada, os ultra-sons, o endox, o ozono, os lasers e a água activada electroquimicamente para a desinfeção do canal radicular. Materiais como vidro bioativo, pasta antibiótica tripla modificada,

A N-acetilcisteína foi introduzida nos últimos tempos para ultrapassar os inconvenientes dos medicamentos anteriores. Embora tenham sido introduzidos muitos medicamentos para utilização, nenhum deles tem todas as propriedades de um medicamento ideal. Estão a decorrer estudos para descobrir o medicamento ideal com todas as propriedades necessárias para um tratamento eficaz do canal radicular .[23]

Definição

- De acordo com a Associação Americana de Endodontia, o medicamento intracanal é definido como um agente químico selado no interior do sistema de canais radiculares, utilizado entre consultas como agente anódino e/ou antimicrobiano.

- De acordo com o International Dental Journal (2009), o medicamento intracanal é definido como a colocação temporária de medicamentos com boa biocompatibilidade nos canais radiculares com o objetivo de inibir a invasão coronal de bactérias da cavidade oral.

- Kawashima et al, em 2009, definiram o medicamento intracanal como a colocação temporária de medicamentos com boa biocompatibilidade nos canais radiculares com o objetivo de inibir a invasão coronal de bactérias .[10]

- Tronstad et al, em 2000, definiram o medicamento intracanal como uma colocação temporária de um medicamento com boa biocompatibilidade nos canais radiculares com o objetivo de inibir a invasão coronal de bactérias da cavidade oral .[5]

- Weine et al, em 2004, definiram o medicamento intracanal como um agente antimicrobiano que é colocado no interior do canal radicular entre as consultas de tratamento, numa tentativa de destruir os microrganismos remanescentes e evitar a reinfeção.

- Shakapuram et al, em 2021, definiram os medicamentos intracanais como os agentes anti-sépticos na forma química aplicados nas paredes dos canais radiculares com o objetivo de eliminar os microrganismos presentes antes ou mesmo depois da limpeza e irrigação do sistema de canais radiculares .[11]

História

As origens históricas dos medicamentos intracanais começaram em 18th século. No artigo de 1840 de Flagg F. Creosote, o creosoto de faia foi mencionado pela primeira vez. Em 1884, Richmond recomendou a aplicação de um pequeno pedaço de l a r a n j e i r a com fenol para desvitalizar a polpa .[15]

Os fenóis, como o eugenol, o paraclorofenol canforado, o monoclorofenol canforado, a cresatina (metacresilato), o cresol, o timol e o creosoto, são medicamentos com uma longa história no domínio dentário, que começa no século XIX. De acordo com Coolidge e Koch, o eugenol é um produto fenólico ligeiramente mais irritante do que o óleo de cravinho .[16]

O formocresol, que é classificado entre os aldeídos, foi frequentemente utilizado como medicamento para os canais radiculares e desempenhou um papel importante no tratamento dos canais radiculares. Buckly referiu o formocresol como um medicamento intracanal eficaz em 1904. Kronfeld reviu a experiência de Feldmanns que demonstrou que o formaldeído a 40% e o tricresol interferiam com a reparação dos tecidos periapicais. Pear sugeriu que o canal fosse esterilizado por "vapores germicidas" em vez do contacto real do medicamento com os mecanismos alvo. Torneck salientou a necessidade de um medicamento intracanal com poder de penetração, o que eliminaria a necessidade de contacto com os tecidos. Cwilka, investigando a capilaridade e a vaporização do formocresol, concluiu que os vapores atravessam o ápice radicular e afectam a área periapical. Loos e Han descobriram que mesmo numa concentração de 1:50 ocorre degeneração celular, e que uma concentração de 20% era altamente eficaz e menos prejudicial para o tecido conjuntivo .[18]

Sargenti e Richter introduziram um método que incluía o preenchimento do sistema de canais radiculares até ao terço apical em dentes vitais com uma pasta de paraformaldeído (N2). Os defensores do N2 afirmaram que este tem uma atividade antimicrobiana consistente quando utilizado na terapia endodôntica. Alterações na formulação e alegações terapêuticas não fundamentadas tornaram difícil a revisão científica deste material .[18]

Os antibióticos foram descobertos pela primeira vez em 1928, mas só foram utilizados clinicamente por rotina no início da década de 1940, durante a Segunda Guerra Mundial. Os antibióticos têm sido uma adição extremamente valiosa ao arsenal dos profissionais de saúde e, sem dúvida, salvaram muitas vidas que, de outra forma, se teriam perdido. Na endodontia e na traumatologia dentária, os antibióticos podem ser aplicados por via sistémica (oral ou parentérica) e local (intra-dentária). A primeira utilização local de um antibiótico em endodontia foi relatada em 1951, quando Grossman mencionou pela primeira vez a utilização de uma pasta poliantibiótica como medicamento intracanal em canais lacrimais (onde havia infiltração contínua do espaço pulpar), conhecida como PBSC, que é uma mistura de penicilina, bacitracina, estreptomicina e caprilato de sódio. Em 2003, a Weine substituiu a nistatina pelo caprilato de sódio como agente antifúngico num medicamento semelhante, conhecido como PBSN .[17]

Com base nos estudos laboratoriais controlados de Koch e Pasteur, o hipoclorito ganhou grande aceitação como desinfetante no final do século XIX. Na Primeira Guerra Mundial, o químico Henry Drysdale Dakin e o cirurgião Alexis Carrel alargaram a utilização de uma solução tamponada de hipoclorito de sódio a 0,5% à irrigação de feridas infectadas, com base nos estudos meticulosos de Dakin sobre a eficácia de diferentes soluções em tecidos necróticos infectados. Para além do seu largo espetro, efeitos de morte não específicos em todos os micróbios, as preparações de hipoclorito são esporicidas, viricidas e mostram efeitos de dissolução de tecidos muito maiores em tecidos necróticos do que em tecidos vitais. Estas caraterísticas levaram à utilização de hipoclorito de sódio aquoso em endodontia como principal irrigante já em 1919, tal como recomendado por Coolidge. No entanto, as soluções aquosas de hipoclorito de sódio, um desinfetante halogéneo típico, continuam a ser amplamente utilizadas na irrigação dos canais radiculares; além disso, o gluconato de clorexidina também é considerado eficaz na irrigação dos canais radiculares em determinadas circunstâncias. Embora os halogenetos, incluindo o hipoclorito de sódio e o iodo, o gluconato de clorexidina, os antibióticos, os esteróides e os anti-inflamatórios não esteróides (AINEs) tenham sido referidos como medicamentos intracanais, nenhum deles ocupa atualmente uma posição de destaque .[19]

O hidróxido de cálcio foi introduzido na medicina dentária por Hermann em 1920. Começou a ser amplamente utilizado para o tratamento de canais radiculares na década de 1970 e é atualmente considerado como uma das primeiras escolhas como medicação para canais radiculares de múltiplas visitas. Bystrom e Sundqvist, por volta dos anos 80, sugeriram a sua eficácia antimicrobiana e, mais tarde, esta propriedade foi utilizada para a desinfeção dos canais radiculares. Sjogren, em 1991, afirmou que o $Ca(OH)_2$ aplicado durante 7 dias eliminava as bactérias nos sistemas de canais mesmo até 5 semanas depois[5] . Bystrom, em 1985, confirmou que, mesmo após um mês de tratamento, a eficácia do hidróxido de cálcio é boa. Hasselgren, Olsson e Cvek, em 1988, defenderam que o $Ca(OH)_2$ dissolve completamente o músculo porcino ao longo do tempo. Morgan e Carnes, em 1991, afirmaram que esta propriedade pode ser clinicamente significativa quando se utiliza $Ca(OH)_2$ como medicamento intracanal e depois se enxagua com NaOCl, o que normalmente não se verifica num período de 30 minutos .[10]

Wolfsohn, em 1954, relatou a utilização de um esteroide como medicamento intracanal. Demonstrou que a utilização de hidrocortisona resultou na redução e eliminação de reacções inflamatórias secundárias graves na membrana periodontal após o tratamento. Blitzer recomendou a utilização de TACT (terramicina, anti-histamínico, cortril (25mg/cc de hidrocortisona) e tetracyn) como medicamento intracanal nos casos em que a terapêutica polioantibiótica tivesse falhado. Relatou 51 casos, dos quais apenas dois falharam, e concluiu que a hidrocortisona ajuda substancialmente a reduzir a inflamação nos tecidos periapicais .[12]

Richard P. Feynman, físico galardoado com o Prémio Nobel, apresentou em 1959 a sua ideia de nanotecnologia[29] . O termo "nano-dentistry" foi cunhado pelo Dr. Freitas Jr. no ano 2000[30] . A nanociência e a nanotecnologia revolucionaram todos os aspectos no campo da endodontia. As nano partículas de quitosano (CS-np) e de óxido de zinco (ZnO-np) demonstraram possuir propriedades antibacterianas significativas contra E.faecalis .[31]

A clorexidina em endodontia tem sido proposta como um irrigante e como um medicamento intracanal. Ohara et al. avaliaram os efeitos antibacterianos de seis irrigantes contra bactérias anaeróbias e relataram que a clorexidina foi a mais eficaz. Ferraz et al. também afirmaram a propriedade antimicrobiana do gel de gluconato de clorexidina a 2%. Quando utilizada como medicamento intracanal, a clorexidina foi mais eficaz do que o $Ca(OH)_2$ contra a infeção por Enterococcus faecalis nos túbulos dentinários .[10]

O Bioglass foi desenvolvido pelo Professor Larry Hench, da Universidade da Florida, em 1969. A ideia de desenvolver um material que pudesse ligar-se ao osso ocorreu-lhe numa conversa com um coronel do exército americano que tinha acabado de regressar da guerra. O coronel sugeriu o desenvolvimento de um material que fosse compatível com o corpo humano, uma vez que os implantes então disponíveis eram feitos de metais ou polímeros bio-inertes que causavam um encapsulamento fibroso em vez de uma ligação estável ao tecido. Os efeitos antimicrobianos de largo espetro explicam a utilização do Bioglass como medicamento intracanal .[34]

A eficácia da pasta tripla de antibióticos (TAP) na eliminação de bactérias foi discutida pela primeira vez por Hoshino et al. em 1996. A sua eficácia bactericida contra micróbios da dentina cariada e da polpa infetada também foi testada, concluindo-se que a mistura de antibióticos é suficientemente potente para erradicar as bactérias. A eficácia clínica da pasta tripla de antibióticos na desinfeção de dentes imaturos com periodontite apical foi relatada por Windley em 2005[36] . A principal desvantagem da utilização da pasta de antibiótico triplo é o facto de um dos constituintes da pasta de antibiótico triplo, ou seja, a minociclina, poder provocar a descoloração dos dentes. Para ultrapassar este inconveniente, a minociclina foi removida da pasta antibiótica tripla, tornando-a numa pasta antibiótica dupla .[35]

A oxigenoterapia/ozonoterapia tem uma longa história de investigação e de aplicações clínicas/terapêuticas em seres humanos. A primeira aplicação médica foi em 1870 quando Lender purificou o sangue em tubos de ensaio. A utilização do ozono na cavidade oral começou no final do século XIX [th32] . O ozono é aplicado nos tecidos orais sob as seguintes formas: água ozonizada, azeite ozonizado e gás oxigénio/ozono. A água ozonizada e o azeite, como sistemas de distribuição ideais, têm a capacidade de reter e depois libertar oxigénio/ozono. Estas formas de aplicação são utilizadas individualmente ou em combinação para tratar doenças dentárias .[33]

Microflora endodôntica

Após a necrose pulpar, mais cedo ou mais tarde, todo o sistema de canais radiculares ficará infetado. Uma infeção de longa duração terá bactérias não só no canal principal, mas também nos canais acessórios, e a uma certa distância nos túbulos dentinários. A fonte das bactérias infectantes pode ser a cárie dentária, a contaminação salivar através de fracturas, fissuras ou fugas de obturações, ou a contaminação do espaço pulpar durante o tratamento dentário, incluindo o endodôntico. A flora microbiana varia de acordo com a condição clínica e a infeção endodôntica pode ser de três tipos: infeção primária, secundária ou persistente. Os canais infectados contêm tipicamente 2-10 espécies cultiváveis diferentes; o número total de microrganismos varia entre 103 e 107 .[10]

Infeção primária do canal radicular:

Com o aumento do tempo e da profundidade, numa infeção primária do canal radicular, a flora microbiana muda de uma flora predominantemente facultativa e gram-positiva para um conjunto de microrganismos quase completamente anaeróbios e principalmente gram-negativos. As estirpes pertencentes aos géneros Tannerella, Dialister, Fusobacterium, Prevotella, Porphyromonas, Peptostreptococcus e Treponema são frequentemente encontradas em dentes com periodontite apical. Os estreptococos facultativos também são comuns. Estes mesmos tipos de microrganismos são encontrados em exacerbações ou abcessos periapicais. Além disso, ocorrem frequentemente infecções envolvendo outros microrganismos, por exemplo: estreptococos, Eubacterium, Veillonella e Actinomyces/Arachnia. Muitas das espécies dominantes, p. ex: Fusobacterium, Prevotella e Porphyromonas, podem requerer a presença de outras espécies sinérgicas para a sua sobrevivência e propagação .[10]

Infeção secundária do canal radicular:

Foi demonstrado que a flora microbiana em casos de retratamento, uma infeção secundária do canal radicular, que ocorre durante ou após o tratamento, difere significativamente do microorganismo na periodontite apical primária. Tipicamente, os casos de retratamento apresentam enterococos, estreptococos e cocos anaeróbios em frequências elevadas; os bastonetes entéricos e a Candida são também relativamente mais frequentes do que na periodontite apical primária .[7]

Infeção persistente do canal radicular:

Uma flora semelhante é encontrada na infeção persistente do canal radicular. Neste caso, uma infeção pré-existente resiste aos efeitos antimicrobianos do tratamento e uma seleção de espécies sobreviveu, tendo-se adaptado ao novo ambiente no sistema de canais radiculares. Nestes casos, dependendo da resposta de cicatrização após o tratamento não cirúrgico do canal radicular, pode ser necessária uma cirurgia de seguimento .[10]

Infeção extra-radicular:

Sabe-se que alguns organismos, nomeadamente espécies de Actinomyces e Propionibacterium, mas também outros, sobrevivem e propagam-se nos tecidos moles e também no periápice como infeção extrarradicular. Estas infecções podem ser uma das causas dos "casos resistentes ao tratamento". Os medicamentos intracanais são de pouca utilidade nas infecções extrarradiculares.

Microflora em canais radiculares de dentes decíduos:

As infecções primárias dos canais radiculares são polimicrobianas, tipicamente dominadas por bactérias anaeróbias obrigatórias. Os microrganismos mais frequentemente isolados antes do tratamento do canal radicular incluem cocos anaeróbios gram positivos, bastonetes anaeróbios gram negativos, bastonetes anaeróbios e facultativos gram positivos, espécies de Streptococcus facultativos gram positivos e espécies de Lactobacillus. Os anaeróbios obrigatórios são facilmente erradicados durante o tratamento do canal radicular. Por outro lado, as bactérias facultativas, como os estreptococos não mutans, os enterococos e os lactobacilos, uma vez estabelecidas, têm maior probabilidade de sobreviver à instrumentação quimio-mecânica e à medicação do canal radicular. O Enterococcus faecalis pode ser frequentemente isolado de canais radiculares falhados .[22]

Algumas das espécies aneróbicas incluem cocos gram-negativos como Veillonella parvula, bacilos gram-positivos como Propionibacterium, Actinomyces, Eubacterium e bacilos gram-negativos como Bacteroides e Fusobacterium. As espécies aeróbias incluem Streptococci, Staphylococci, Diptheroids .[13]

Ao selecionar os pensos intracanais, a composição microbiana dos canais radiculares infectados é um fator importante. Estes medicamentos intracanais entram em contacto com diferentes tipos de microrganismos. Como resultado, inibem as actividades osteoclásticas na reabsorção radicular e estimulam a reparação dos tecidos .[4]

Os aspectos que estimulam a ação anti-séptica dos medicamentos intracanais são

1. **Traumatismo:** O dente deve ser desocluído sempre que estiver a ser tratado.

2. **Tecido desvitalizado**: Restringe a desinfeção ou a reparação, se estiver presente no canal radicular ou no tecido periapical.

3. **Espaço morto:** O medicamento deve ser aplicado no canal radicular de forma a entrar em contacto com o tecido a ser esterilizado.

4. **Acumulação de exsudado**: à medida que o exsudado se acumula, deve ser drenado ou removido. É pertinente mudar os pensos dos canais radiculares uma ou duas vezes por semana para renovar a medicação e para remover o exsudado através de pontos absorventes.

5. **Corpo estranho**: A ressecção ou curetagem da raiz deve ser executada para erradicar o corpo estranho presente no tecido periapical. A prevenção, a minimização e a eliminação da infeção são os princípios de uma terapia endodôntica criteriosa, que são tarefas difíceis nas condições de um sistema de canais .[4]

Objectivos

Existem cinco objectivos principais dos medicamentos intracanais. Estes incluem:

- Destruição de microorganismos
- Tornar inerte o conteúdo do canal
- Prevenção ou controlo da dor pós-tratamento
- Melhorar a anestesia
- Controlo do abcesso periapical persistente

1. **Destruição de microorganismos**:

O principal objetivo é matar todos os microorganismos viáveis ou desinfetar todos os agentes patogénicos no espaço do canal[4] . É utilizada medicação antibacteriana intracanal para eliminar quaisquer bactérias residuais que não tenham sido removidas pela preparação do canal. Durante o período entre consultas, foi demonstrado que as bactérias que sobrevivem à instrumentação e à irrigação aumentam rapidamente em número nos canais radiculares vazios. A assepsia controlada, incluindo a desinfeção eficaz do canal radicular, demonstrou ser importante para a cicatrização bem sucedida das lesões periapicais. Para ser eficaz, o medicamento deve estar em contacto com as bactérias residuais em concentração suficiente. Um medicamento antibacteriano intracanal deve ter um amplo espetro de atividade e uma duração de ação razoável para eliminar todas as bactérias no canal radicular .[2]

2. **Tornar inerte o conteúdo do canal:**

A atividade é realizada através da utilização de produtos químicos que "mumificam", fixam ou desactivam os restos de tecido ou detritos no espaço pulpar. Se este processo for aplicado com sucesso, pode desativar as bactérias residuais que permanecem no espaço pulpar.

3. **Prevenção ou controlo da dor pós-tratamento:**

A principal indicação é diminuir ou alterar o efeito inflamatório. O medicamento irá executá-lo com a sua ação antimicrobiana ou alterando farmacologicamente a ação farmacológica do medicamento por aplicação direta nos nervos sensoriais da polpa ou dos tecidos periapicais, podendo também regular a dor.

4. **Melhorar a anestesia:**

Nas condições em que a polpa é difícil de anestesiar, estão a ser administrados agentes adequados para reduzir a sensibilidade da polpa inflamada. A polpa pode ser removida durante as consultas com menos dificuldade anestésica.

5. **Controlo do abcesso periapical persistente:**

A eliminação dos microrganismos, no caso de lesões periapicais de grandes dimensões, tem sido um desafio para o clínico. O sinal de uma lesão inflamatória periapical ativa pode ser identificado por uma dor significativa no canal ou inchaço após o tratamento ou por um canal que "chora" recorrentemente[23] . A infeção polimicrobiana torna difícil a esterilização do sistema de canais radiculares. Como consequência, o tratamento endodôntico pode falhar se o tratamento do canal radicular não tiver eliminado ou reduzido adequadamente a carga intrarradicular, levando a infecções persistentes. A eliminação das bactérias do canal radicular é o fator mais importante para o sucesso do tratamento das lesões periapicais, e a falta de regressão dessas lesões é geralmente atribuída à persistência de bactérias no interior do canal radicular .[24]

Para atenuar esta situação difícil, têm sido sugeridos medicamentos intra-canal. É necessário o acesso direto deste agente às lesões periapicais. O agente no espaço do canal teria acesso direto às lesões periapicais[4] . Medicamentos como o $Ca(OH)_2$ têm a capacidade de libertar constantemente iões hidroxilo, que podem inibir o lipopolissacarídeo microbiano e, consequentemente, reduzir o processo inflamatório, dissolver o tecido necrótico remanescente e transformar um ambiente ácido em alcalino, o que pode estimular o crescimento do osso .[24]

Requisitos ideais

O material ideal para o canal radicular deve ter as seguintes propriedades

1. Anti-bacteriano.
2. Anti-inflamatório.
3. Capacidade de estimular a reparação dos tecidos duros.
4. Capacidade de prevenir ou reduzir a dor.
5. Não irritante para os tecidos periapicais e periodontais.
6. Capacidade de se difundir através da dentina.
7. Inicialmente, atuação rápida.
8. Longa duração.
9. Eficaz na presença de pus e detritos orgânicos.
10. Solúvel em água.
11. Prático de utilizar (fácil de colocar e retirar).
12. Não mancha o dente e os tecidos moles.
13. Barato.
14. Um prazo de validade longo[13]

De acordo com Grossman, os requisitos ideais de um medicamento para o canal radicular são os seguintes

- Deve ser um agente antimicrobiano eficaz.
- Não deve ser irritante para os tecidos perirradiculares.
- Deve manter-se estável em solução.
- Deve ter um efeito antimicrobiano prolongado.
- Deve ser ativo na presença de sangue, soro e derivados proteicos de tecidos.

- Deve ter uma tensão superficial baixa.
- Não deve interferir com a reparação dos tecidos perirradiculares.
- Não deve manchar a estrutura dentária.
- Não deve induzir uma resposta imunitária mediada por células .[1]

Nenhum medicamento intracanal único preenche todos estes requisitos. Por conseguinte, estão a ser utilizadas combinações de medicamentos intracanais para satisfazer a maioria dos requisitos ideais .[11]

Requisitos ideais dos medicamentos anti-sépticos intracanal:

A. Deve ser um germicida e fungicida eficaz
B. Não deve ser irritante.
C. Deve manter-se estável em solução.
D. Deve ter um efeito antibacteriano prolongado.
E. Deve ser ativo na presença de sangue, soro e derivados proteicos de tecidos.
F. Deve ser capaz de penetrar profundamente no tecido.
G. Não deve interferir com a reparação dos tecidos periapicais.
H. Não deve afetar a estrutura dentária.
I. Deve ser facilmente introduzido no canal radicular.
J. Deve ser capaz de ser inactivado ou neutralizado no meio de cultura.
K. Evita a microinfiltração coronal e não se difunde através da restauração temporária .[12]

As propriedades necessárias para um medicamento intracanal ideal no tratamento convencional dos canais radiculares estão bem documentadas por Grossman et al. em 1988. Até à data, ainda não foi encontrado o medicamento intracanal ideal. Como resultado, muitos tipos diferentes de medicamentos têm sido utilizados como pensos para os canais radiculares por Heithersay et al. em 1990.

Walton et al, em 1984, afirmaram que, apesar das afirmações contraditórias, nenhum medicamento parece ser superior a qualquer outro, e a sua utilidade tem sido questionada. Alguns dos argumentos a favor da utilização de medicamentos intracanais são empíricos, mas têm persistido. Por conseguinte, é altura de reavaliar o papel e as indicações da medicação intracanal no tratamento dos canais radiculares .[11]

Funções

Os medicamentos intracanais têm múltiplas funções. As funções dos medicamentos dividem-se principalmente em dois tipos: primária e secundária. A função primária dos medicamentos endodônticos é proporcionar atividade antimicrobiana. Em alguns casos, são desejáveis outras funções secundárias.

Função primária: inclui atividade antimicrobiana

- Antissepsia
- Desinfeção

Funções secundárias:

- Indução da formação de tecido duro
- Controlo da dor
- Controlo da exsudação
- Controlo da reabsorção[19]

Função principal:

Assepsia e antissepsia:

A assepsia é a garantia de que não estão presentes microrganismos patogénicos no local de intervenção. Implica a utilização, não só de instrumentos e utensílios limpos, mas também esterilizados ou desinfectados, líquidos, etc. No decurso do tratamento de dentes sem sinais de infeção do canal radicular, a manutenção da assepsia é o principal meio de preservar um canal livre de bactérias. A antissepsia é o esforço para prevenir ou travar o crescimento de microrganismos em tecidos vivos. Na extirpação da polpa vital, são necessárias medidas anti-sépticas para prevenir a infeção, caso haja uma quebra na cadeia de assepsia. As soluções irrigadoras e os pensos interproximais devem ter uma ação antibacteriana para evitar que os microrganismos que possam contaminar o sistema de canais radiculares se multipliquem e se estabeleçam .[20]

Desinfeção:

A desinfeção é a eliminação de microrganismos patogénicos, normalmente por meios químicos ou físicos. A desinfeção por agentes anti-sépticos é o que se tenta fazer no tratamento de dentes infectados. A esterilização, por outro lado, implica a utilização de irradiação ou calor para atingir um estado de completa ausência de micróbios vivos e não pode ser aplicada ao tratamento dos canais radiculares. A desinfeção implica a remoção mecânica de tecidos e detritos contendo micróbios, a irrigação e a aplicação de pensos com agentes anti-sépticos; além disso, a remoção cirúrgica de um ápice infetado contribui para os esforços anti-sépticos do tratamento. A presença de periodontite apical radiologicamente discernível é um sinal de que o sistema de canais radiculares está infetado. Este estado de infeção pré-existente também tem uma influência negativa no prognóstico. Nestes casos, a redução bacteriana e a desinfeção eficaz do sistema de canais radiculares é um pré-requisito para o sucesso do tratamento.

Os medicamentos habitualmente utilizados pertencem à categoria dos antibióticos e dos desinfectantes. Os antibióticos incluem a preparação sulfa, as pencilinas, o metronidazol, a tetraciclina e a clindamicina. Os desinfectantes incluem aldeídos, halogéneos, fenóis, clorhexidina, $Ca(OH)_2$ simples e com aditivos antimicrobianos .[20]

Função secundária:

O tratamento do canal radicular está por vezes associado a caraterísticas clínicas apenas indiretamente relacionadas com a infeção do sistema de canais radiculares. Pode ocorrer dor durante e após o tratamento, e as reacções tecidulares associadas incluem exsudação, transudação, inchaço e reabsorção. Cada um destes fenómenos, isoladamente ou em conjunto com a infeção, tem sido alvo de tentativas de medicação durante, entre e após as sessões de tratamento .[20]

Controlo da dor:

A dor está sobretudo associada à infeção e o principal meio de controlo da dor no tratamento endodôntico é o controlo da infeção. Os agentes farmacológicos que resultam na redução da dor através de uma diminuição das respostas tecidulares à inflamação podem ter um papel importante no alívio da dor clínica da inflamação asséptica e infecciosa da polpa-periodontal. Estes incluem corticosteróides como o ledermix .

Controlo da exsudação ou da hemorragia:

Pode ocorrer exsudação persistente no canal radicular, apesar de um tratamento técnico aparentemente bem sucedido. No entanto, a exsudação reflecte inflamação e deve suspeitar-se de infeção residual. Por conseguinte, o tratamento tem como objetivo lidar com a potencial infeção, bem como secar ou coagular o local da exsudação. Materiais como o $Ca(OH)_2$ e o formocresol ajudam a controlar a hemorragia .[21]

Controlo da reabsorção radicular inflamatória:

O trauma nos dentes pode resultar em várias formas de danos de reabsorção; a reabsorção radicular inflamatória é a mais agressiva e destrutiva. A reabsorção radicular inflamatória está normalmente associada a uma infeção do canal radicular combinada com danos físicos no cemento; mais uma vez, a função primária do tratamento é eliminar a infeção no sistema de canais radiculares. Em segundo lugar, os medicamentos podem influenciar o próprio processo de reabsorção. Medicamentos como o ledermix e o $Ca(OH)_2$ controlam a reabsorção inflamatória .[20]

Indução da formação de tecido duro:

A apexificação é um exemplo de indução da formação de tecido duro. É frequentemente considerado desejável permitir a formação de tecido duro, para continuar o desenvolvimento apical da raiz, para fechar um forame largo ou para criar uma barreira mecânica numa linha de fratura. Embora o mecanismo de ação seja largamente desconhecido, existem pensos disponíveis que afirmam induzir a formação de tecido duro. Estes incluem medicamentos como o $Ca(OH)_2$ [21].

Indicações

Os medicamentos intracanais só devem ser utilizados para a desinfeção do canal radicular como parte da assepsia controlada em canais radiculares infectados, e o seu papel é secundário em relação à limpeza e à modelação do canal radicular. O desbridamento completo do canal e a preparação adequada do canal são mais pertinentes, e sua importância é enfatizada. A amostragem bacteriológica pode ser necessária se um dente não responder ao tratamento, para ajudar na escolha do medicamento intracanal.

Quando uma polpa vital foi recentemente exposta à flora oral, normalmente só é invadida superficialmente por bactérias. Se a pulpectomia for realizada em condições controladas e assépticas, a flora bacteriana superficial e a polpa afetada serão removidas, deixando um canal livre de bactérias. Por conseguinte, no tratamento do canal radicular de dentes onde existe tecido pulpar vital, é questionável se é necessário um medicamento intracanal .[2]

Muitos medicamentos intracanais são irritantes e altamente tóxicos. Dos que são biocompatíveis, é sempre questionável se as propriedades desejáveis podem ser extrapoladas do laboratório para a situação clínica.

Nos canais radiculares infectados, a medicação intracanal tem sido defendida para muitos fins.

Indicações de medicamentos intracanal de Chong e Pittford:

- Para secar os canais persistentemente húmidos ou os chamados canais de choro
- Para eliminar quaisquer micróbios remanescentes no espaço pulpar
- Para tornar inerte o conteúdo do canal radicular
- Para neutralizar os resíduos de tecidos
- Para atuar como barreira contra fugas de um penso inter-pontas em casos sintomáticos

Outra indicação dos medicamentos intracanais é a redução da inflamação periapical e pulpar.

No entanto, a maioria das indicações para os medicamentos intracanais são questionáveis .[1]

(i) Como agente antibacteriano para eliminar quaisquer bactérias remanescentes no canal radicular após a instrumentação do canal

A medicação intracanal antibacteriana é utilizada para eliminar quaisquer bactérias residuais que não tenham sido removidas pela preparação do canal. Para ser eficaz, o medicamento deve estar em contacto com as bactérias residuais em concentração suficiente. Considera-se que os medicamentos formadores de vapor actuam a "longa distância", mas a superior difusibilidade destes medicamentos pode ter efeitos adversos.

Um medicamento intracanal antibacteriano deve ter um amplo espetro de atividade e uma duração de ação razoável para eliminar todas as bactérias do canal radicular. Uma vez que nenhum medicamento intracanal é ativo contra todo o espetro de micróbios do canal radicular, foram concebidos cocktails de poliantimicrobianos para ultrapassar esta lacuna. No entanto, as combinações de agentes antibacterianos não demonstraram ser activas contra a complexa flora mista que se encontra nos canais radiculares.

A escolha de um medicamento intracanal deve ser feita de forma a apoiar o tratamento e não atrasar a cicatrização. Nos canais radiculares infectados, pode ser utilizado um medicamento intracanal antibacteriano como parte de um controlo global da sépsis, que deve incluir a utilização de um irrigante antibacteriano. 0rstavik et al. referiram que, na ausência de um irrigante antibacteriano, não se conseguiu uma assepsia previsível, mesmo quando se utilizou um medicamento antibacteriano intracanal.

(ii) Como agente anti-inflamatório, para reduzir a inflamação dos restos de polpa ou dos tecidos periapicais, particularmente quando o tempo não permite a remoção completa do conteúdo pulpar

A redução da inflamação tem como objetivo principal o alívio da dor e de qualquer exacerbação aguda. Verificou-se que a utilização de medicação intracanal não tem qualquer efeito na dor entre consultas e após o tratamento.

No entanto, verificou-se que a incidência de dor pós-operatória está relacionada com o estado pré-operatório da polpa e com a presença de dor pré-operatória. Foi demonstrado que, mesmo com limitações de tempo, quando os conteúdos vitais da polpa não foram completamente removidos, a remoção de cáries, a pulpotomia de emergência e o selamento da cavidade foram meios fiáveis de aliviar a dor.

As dificuldades encontradas num dente com uma inflamação aguda devem-se frequentemente à incapacidade de obter uma anestesia adequada, que pode ser conseguida através de técnicas anestésicas suplementares. Uma vez obtida a anestesia adequada, pode proceder-se a uma limpeza completa do canal. Isto elimina a causa da inflamação e permite que a reação periapical se resolva, diminuindo assim o tempo total de tratamento.

(iii) Para tornar inerte qualquer conteúdo remanescente do canal e neutralizar os resíduos de tecido, têm sido utilizados medicamentos intracanais para a fixação química dos restos de tecido remanescentes após a preparação do canal. O conceito de utilização de fixadores químicos era a modalidade de tratamento quando os instrumentos e as técnicas endodônticas estavam menos desenvolvidos.

Pela sua própria ação, os fixadores são auto-limitados e a penetração nos tecidos é limitada. É necessária uma ampla superfície de contacto e uma quantidade suficiente de medicamento intracanal para uma fixação eficaz. As marcas dos tecidos pulpares nas ramificações anatómicas do canal radicular não são facilmente acessíveis e podem não ser afectadas pela ação limitada dos fixadores intracanais. Os medicamentos à base de formaldeído, por exemplo, são maus fixadores nas quantidades utilizadas como medicamentos intracanais e podem irritar os tecidos periapicais. Na dentisteria pediátrica, onde os fixadores ainda são utilizados habitualmente para pulpotomias, a sua utilização contínua tem suscitado preocupação, sobretudo devido ao seu potencial mutagénico e carcinogénico.

(iv) Como barreira contra fugas ou rutura do enchimento temporário

Os medicamentos intracanais destinam-se a atuar como uma segunda frente para impedir a invasão de microrganismos orais no canal radicular em caso de fuga ou quebra da obturação provisória. Para evitar a contaminação do canal, será necessária uma quantidade substancial de medicamento intracanal. Isto deve-se ao facto de a percolação de fluidos orais através de uma obturação provisória defeituosa diluir e neutralizar o medicamento. Para evitar a contaminação do canal, é mais adequado prestar atenção ao fornecimento de uma obturação provisória estanque às bactérias do que depender do medicamento intracanal.

Existem muitos relatórios sobre a capacidade de selagem dos materiais de obturação provisória, tendo-se verificado que determinados medicamentos intracanais são incompatíveis com os materiais de obturação provisória. O formocresol, o paraclorofenol canforado e o metacresilacetato têm um efeito de amolecimento nos materiais de obturação provisória. Os medicamentos intracanais podem afetar a selagem dos materiais de obturação provisória. Verificou-se que os medicamentos endodônticos também têm um efeito de amolecimento nos materiais de obturação de resina.

(v) Para controlar os abcessos persistentes e os canais persistentes "chorosos/húmidos

Um canal persistentemente "choroso/húmido" resulta da infiltração de fluidos apicais no canal radicular. O hidróxido de cálcio é amplamente utilizado como medicamento intracanal para controlar esta exsudação contínua. A eliminação da exsudação facilita a obturação permanente do canal radicular. O mecanismo de ação exato do hidróxido de cálcio é desconhecido, mas pode dever-se às suas propriedades antibacterianas. A libertação de iões hidroxilo e a mudança de pH no processo de alcalinização do hidróxido de cálcio proporcionam um ambiente que favorece a reparação e a calcificação. Este material tem ainda a capacidade de dissolver tecidos e eliminar detritos necróticos .[3]

Classificação

- **<u>De acordo com Grossman:</u>**

1. Óleos essenciais - eugenol
2. Compostos fenólicos - Fenol

    Paraclorofenol

    Paraclorofenol canforado

    Cresol

    Formocresol

    Creosoto

    Cresatina

    Cresanol
3. N_2 (Azoto)
4. Sal de metais pesados - Metaphen

    Merthiolate

    Mercurofeno
5. Halogéneos - Hipoclorito de sódio Iodetos Clorexidina
6. Compostos de amónio quaternário - 9-amino acidina
7. Ácidos gordos - Ácido propiónico

    Ácido caproico

    Ácido cuprílico
8. Sulfonamidas[4,14]

- **De acordo com Cohen:**

1. Preparações fenólicas:
    - Fenol
    - Paramonoclorofenol
    - Timol
    - Cresol
2. Preparações de aldeídos:
    - Formocresol
    - Tricresol formalina
    - Gluteraldeído
3. Halogéneos:
    - Cloraminas
4. Hidróxido de cálcio
5. Clorexidina
6. Antibióticos:
    - Pasta PBSCN
    - Pasta tripla de antibióticos
7. Combinação de corticoesteróides e antibióticos:
    - Ledermix
8. Vidro bioativo

- **De acordo com a DCNA:**

1. Fenólicos
    - Eugenol

- Monoclorofenol canforado (CMCP)
- Paraclorofenol (PCP)
- Paraclorofenol canforado (CPC)
- Metacresilacetato (Cresatina)
- Cresol
- Creosoto (madeira de faia)
- Timol

2. Aldeídos
   - Formocresol
   - Glutaraldeído
3. Halogenetos
   - Hipoclorito de sódio
   - Iodo
   - Iodeto de potássio
4. Esteróides
5. Hidróxido de cálcio
6. Antibióticos
7. Combinações

➢ **<u>De acordo com Nisha Garg, Amit Garg:</u>**

1. Óleos essenciais - Eugenol
2. Compostos fenólicos - Fenol

   Paramonocloro

   Fenol canforado

Cresatina

Aldeídos - (i) Formocresol

(ii) Paraformaldeído

(iii) Glutaraldeído

3. Hidróxido de cálcio

4. Halogéneos - Cloro - Hipoclorito de sódio

Iodo - (i) 2% I_2 numa solução de KI a 5%, ou seja, Iodóforos

(ii) 5% de I_2 em tintura de álcool

5. Gluconato de corhexidina

6. Antibióticos

7. Corticosteroide - combinação de antibióticos[3]

Medicamentos em pormenor

Desde o início da prática do tratamento de canais radiculares, vários materiais quimicamente activos têm s i d o colocados no espaço do canal radicular, quer temporariamente (anti-sépticos e antibióticos) quer permanentemente (materiais contendo formaldeído), por várias razões. Muitas destas práticas não se baseavam em fundamentos devidamente comprovados. Na endodontia moderna, a colocação de produtos químicos específicos durante o período entre consultas de um procedimento de múltiplas consultas faz parte da preparação química do sistema de canais radiculares antes da obturação[4] . Alguns destes medicamentos são os seguintes:

Eugenol:

O eugenol é a essência química do óleo de cravinho e está, em certa medida, relacionado com o fenol. É simultaneamente antissético e anódino e é moderadamente mais irritante do que o óleo de cravinho. Torna-se escuro com a idade e é um líquido amarelo pálido. Tem um pouco de propriedades anestésicas e anti-sépticas e contém um odor semelhante ao do cravinho .[10]

O eugenol também é utilizado em endodontia há muitos anos. É um constituinte da maioria dos selantes de canais radiculares e é utilizado como parte de muitos agentes selantes temporários. Embora o composto tenha um elevado potencial irritante quando avaliado histologicamente, parece ser extremamente calmante do ponto de vista clínico para os tecidos vitais, provavelmente devido a algum tipo de ação cáustica nas terminações nervosas irritadas. É utilizado como medicamento intracanal após pulpectomia parcial ou total .[12]

O eugenol é comparativamente menos eficaz como agente antimicrobiano. Concentrações mais elevadas de eugenol mostram uma ação antibacteriana proporcionalmente mais elevada, expressa em termos de diâmetro da zona de inibição .[16]

Fenol:

Em 1867, Lord Lister utilizou o fenol como medicamento, que é um dos anti-sépticos mais antigos. É derivado do alcatrão de carvão como substância cristalina branca e tem um odor específico. Ao adicionar cânfora, mentol ou timol, o cristal de fenol liquefaz-se, sendo constituído por 9 partes de fenol e 1 parte de água, vulgarmente conhecido como ácido carbólico. O fenol foi utilizado durante muitos anos pela sua ação desinfetante e cáustica. Este composto fenólico é utilizado como sedativo para o tecido pulpar, como medicamento para os canais radiculares e como desinfeção para a preparação de cavidades de cárie, como desinfeção antes da cirurgia periapical e para cauterizar marcas de tecido que resistem à remoção com brocas ou limas no tratamento dentário[20] . O fenol é notificado como um coeficiente que é comparado com os antimicrobianos de uso único pela sua ação desinfetante. No entanto, devido ao seu forte potencial inflamatório, atualmente é raramente utilizado como medicamento intracanal .[10]

Paraclorofenol:

Escurece quando exposto à luz e apresenta-se sob a forma de cristais incolores semelhantes ao fenol. O cloro substitui um dos átomos de hidrogénio do fenol, formando o composto paraclorofenol (C6H4OHCl). Os cristais de paraclorofenol são solúveis em éter, álcool e álcalis. Forma um líquido oleoso quando triturado com goma de cânfora .[9]

Paraclorofenol canforado:

Em 1891, Walkhoft introduziu na medicina dentária o paraclorofenol canforado, constituído por P-clorofenol e goma-canfora numa proporção de 2:3, como antissético intra-canal. Tem um odor aromático específico e é um líquido oleoso transparente de cor âmbar clara. A cânfora presente no paraclorofenol canforado reduz o efeito irritante do paraclorofenol puro e actua como diluente e veículo[7] . Grossman revelou o efeito antimicrobiano do paraclorofenol canforado em comparação com alguns outros medicamentos para os canais radiculares.

Wantulor e Brown provaram que os vapores de clorofenol canforado de cresatina têm a capacidade de atravessar o forame apical .[10]

Monoparaclorofenol canforado (CMCP):

O fenol puro não era muito utilizado devido à sua toxicidade, mas a sua modificação química, o monoclorofenol, foi adoptada devido à sua menor toxicidade e melhor efeito bactericida. Uma solução de CMCP foi feita dissolvendo cristais de monoclorofenol em cânfora. Este agente também está largamente desatualizado, embora ainda esteja disponível sob a forma de Cresofeno e seja presumivelmente utilizado. É uma solução límpida, ligeiramente amarela, contendo 0,*10*□*g* de base de dexametasona, *5*□*g* de timol, *30*□*g* de paraclorofenol e 64,*90*□*g* de cânfora por *100*□*g*. Também está disponível como CMCP, contendo 35% de paraclorofenol e 65% de cânfora .[25]

O CMCP está a ser preparado utilizando os cristais mineiros que são um composto de paramonoclorofenol e cânfora na proporção de 3:7 quando a liquefação ocorre impulsivamente. O CMCP é menos irritante, um agente bactericida poderoso do que o fenol e não coagula a albumina. Consiste em 2 partes de paraclorofenol e 3 partes de goma-cânfora, é provavelmente o medicamento mais utilizado atualmente em endodontia, embora a sua utilização tenha diminuído consideravelmente nos últimos anos. Possui um amplo espetro antibacteriano e é igualmente eficaz contra os fungos. O CMCP é muito menos irritante para o tecido periapical do que o fenol ou o eugenol, sem sacrificar a ação antimicrobiana. É barato, tem um prazo de validade longo e não parece produzir culturas falso-negativas se for transportado para o meio numa ponta de papel. É colocado numa pelota de algodão na câmara pulpar de um dente em tratamento e os vapores penetram em toda a preparação do canal .[32]

Creosoto:

Encheu o ar da maioria dos orifícios dentários com um odor aromático pungente e acentuado, sob a forma de um líquido oleoso amarelado e transparente. Apenas a variedade de creosoto de faia deve ser utilizada em medicina dentária devido ao seu melhor efeito desinfetante, menos irritante e menos tóxico do que o fenol .[4]

Cresatina:

O éster de ácido acético do metacresol é conhecido como metacresilacetato ou cresatina. É um líquido oleoso estável, antissético/analgésico e transparente, de baixa volatilidade, com um odor fenólico acético. Devido à sua baixa tensão superficial, o seu efeito antibacteriano é aumentado e o seu efeito prolonga-se devido à sua baixa pressão de vapor. Grossman provou que o efeito antimicrobiano da cresatina não é tão marcado como o de outros medicamentos do seu grupo. Não é cáustica, é menos irritante e não tem a capacidade de precipitar a albumina. Foi preferida por alguns clínicos por se pensar que tinha um baixo potencial de irritação e uma ação anódina, mas esta última não está comprovada. Estes materiais estão atualmente em grande parte em desuso devido ao seu efeito antibacteriano limitado (tanto em termos de alcance como de duração), à toxicidade e à ausência de outras caraterísticas positivas. No entanto, ainda está disponível e é recomendado para pulpotomia e canais infectados com tecido vital .[13]

Cresanol:

É um composto de cresatina, P-clorofenol e cânfora numa proporção de 1:1:2. É considerado mais eficaz do que a cresatina como antissético e menos irritante do que o clorofenol .[10]

N2:

É utilizado como medicamento intracanal e como selante contendo paraformaldeído e borato de fenil mercúrio, como demonstrado por Sargenti e Richter. As propriedades presentes no N2 têm uma ação desinfetante permanente e um agente anti-sético invulgar que é irritante e tóxico com um elevado grau de atividade antimicrobiana. Foi observado que o efeito antibacteriano do N2 é de curta duração e degenera em cerca de 7 a 10 dias .[25]

ALDEHYDES

Estes materiais (preparações contendo formaldeído, formocresol, gluteraldeído) têm sido utilizados principalmente em pedodontia. Não têm qualquer papel no tratamento de dentes permanentes. Os materiais que contêm formaldeído têm sido utilizados pelas suas propriedades antimicrobianas e fixadoras, mas são muito tóxicos para os tecidos perirradiculares e, além disso, os tecidos fixados são potencialmente antigénicos. O gluteraldeído também tem o potencial de causar reacções de hipersensibilidade .[10]

Formocresol:

Trata-se de um composto de formalina e cresol numa proporção que varia entre 1:2 e 1:1, introduzido por Buckley em 1905. Tem um odor caraterístico e encontra-se sob a forma de um líquido transparente avermelhado que é uma mistura de 3 isómeros. É um composto de 19% de formaldeído, 35% de cresol e 46% de glicerina com água. Loos e Han descobriram que, mesmo numa concentração de 1:50, ocorre degeneração celular e que uma concentração de 20% era altamente eficaz e menos prejudicial para o tecido conjuntivo .[16]

Pear sugeriu que o canal fosse esterilizado por "vapores germicidas" em vez do contacto real do medicamento com os mecanismos alvo. Torneck salientou a necessidade de um medicamento intracanal com poder de penetração, o que eliminaria a necessidade de contacto com os tecidos.

Cwilka, investigando a capilaridade e a vaporização do formocresol, concluiu que os vapores atravessam o ápice da raiz e afectam a área periapical.

É utilizado como penso para pulpotomia para fixar o tecido pulpar retido. Pode também ser utilizado como medicamento intratratamento quando uma pulpotomia é efectuada como tratamento de emergência para aliviar a dor, em situações em que a inflamação pulpar está confinada à câmara pulpar .[18]

Colocação de medicamentos líquidos:

A câmara pulpar nos canais radiculares deve ser seca com a ajuda de bolinhas de algodão esterilizadas e pontas de papel após a recapitulação final do medicamento. Aquando da utilização do medicamento, o frasco que o contém deve ser invertido, de modo a permitir que o medicamento adira ao lado próximo da boca do frasco. Depois de retirar a tampa, é necessário limpar o algodão estéril no interior para recolher o medicamento líquido. A bolinha de algodão que contém o medicamento deve ser espremida numa esponja de gaze esterilizada. A quantidade restante de medicamento contido no pellet é colocada na câmara pulpar, o que é suficiente para reduzir a sua ação antibacteriana temporária. O canal radicular inundado com o medicamento preparado é o método de tratamento .[4]

Sais de metais pesados:

Os sais dos metais pesados são venenos protoplasmáticos que precipitam a albumina e produzem novos compostos que mancham a estrutura dentária. O nitrato de prata amoniado foi aplicado para desinfetar os canais radiculares há muito tempo e, tendo em conta o seu efeito de manchar a estrutura do dente, a sua aplicação é agora limitada. O metafeno, o mertiolato, o mercurofeno, etc. são desinfectantes fortes, sais orgânicos mercuriais com menor tendência para perecipitar a albumina. A sua aplicação é limitada no tratamento endodôntico, tendo em conta as suas propensões para a coloração .[4]

HALOGÉNEOS:

A ação desinfetante dos halogéneos está relacionada com o seu peso atómico e a sua ação é inversamente proporcional. O cloro tem a maior ação desinfetante entre os membros deste grupo e tem também o menor peso atómico. O hipoclorito de sódio e as cloraminas são a fonte de cloro ativo que é utilizado para o tratamento a curto prazo do canal radicular.

Hipoclorito de sódio:

Inicialmente introduzidas como agentes de branqueamento, as soluções de hipoclorito ganharam grande aceitação como desinfectantes no final do século XIX, com base nos estudos laboratoriais controlados de Koch e Pasteur. Na medicina dentária atual, é a principal escolha de aplicação como solução de irrigação. É aplicado numa concentração de 0,5 a 5,25%. O hipoclorito de sódio é utilizado na limpeza biomecânica dos canais radiculares, dissolvendo o tecido necrótico e os detritos.

Para além do seu largo espetro e da sua eficácia inespecífica na destruição de todos os micróbios, as preparações de hipoclorito são esporocidas e virucidas e têm também um efeito de dissolução muito mais forte nos tecidos necróticos do que nos tecidos vitais. Estas caraterísticas levaram à utilização de NaOCl aquoso como o principal irrigante em endodontia no início da década de 1920. Devido à complexidade dos SCR irregulares, pode ser impossível uma instrumentação suficiente; por conseguinte, o NaOCl pode melhorar a limpeza do canal .[10]

No campo da endodontia, o NaOCl apresenta uma atividade antimicrobiana de largo espetro contra microrganismos difíceis de erradicar e biofilmes de espécies como Enterococcus, Actinomyces e Candida. Além disso, as soluções de NaOCl não são dispendiosas, estão facilmente disponíveis e têm um prazo de validade longo.

Outros compostos libertadores de cloro têm sido defendidos em endodontia, como a cloramina-T e o dicloroisocianurato de sódio, que, no entanto, nunca obtiveram grande aceitação em endodontia e parecem ser menos eficazes do que o hipoclorito em concentrações comparáveis .[7]

Tem havido controvérsia sobre a concentração mais eficaz e, entretanto, não tóxica das soluções de hipoclorito a utilizar em endodontia. Uma vez que a solução original de Dakin (NaOCl a 0,5%) foi concebida para tratar feridas abertas, supôs-se que, na área confinada de um SCR, deveriam ser utilizadas concentrações mais elevadas para serem mais eficazes do que a solução de Dakin. A eficácia antibacteriana e a capacidade de dissolução de tecidos do hipoclorito aquoso é uma função da sua concentração, mas o mesmo acontece com a sua toxicidade. No entanto, foram registadas irritações graves quando soluções a 5,25% foram inadvertidamente forçadas para os tecidos periapicais durante a irrigação. Além disso, uma solução a 5,25% diminui significativamente o módulo de elasticidade e a resistência à flexão da dentina humana em comparação com a solução salina fisiológica, enquanto uma solução a 0,5% não o faz. Isto deve-se muito provavelmente à ação proteolítica do hipoclorito totalmente concentrado na matriz de colagénio da dentina. Além disso, em comparação com a solução a 0,5%, a redução da microbiota intracanal não é maior quando se utiliza NaOCl a 5,25%. A partir de observações in vitro, parece que uma solução de NaOCl a 1% deve ser suficiente para dissolver todo o tecido pulpar durante uma sessão de tratamento endodôntico. Assim, com base na evidência atualmente disponível, não há razão para utilizar soluções de hipoclorito em concentrações superiores a 1% p/p/vol. A mesma concentração de NaOCl é também utilizada para a desinfeção de cones de guta-percha. À temperatura corporal, o cloro reativo em solução aquosa pode assumir duas formas: hipoclorito (OCl) e ácido hipocloroso (HOCl) em valores de pH superiores ou inferiores a 7,6, respetivamente. Ambas as formas são agentes oxidantes extremamente reactivos. As soluções puras de hipoclorito, tal como são utilizadas em endodontia, têm um pH de 12 e, portanto, todo o cloro disponível está na forma de OCl. No entanto, em níveis idênticos de cloro disponível, o ácido hipocloroso é mais bactericida do que o hipoclorito[13] . Uma forma de aumentar a eficácia das soluções de hipoclorito poderia ser baixar o pH, ou seja, tamponar a solução com bicarbonato a 1%. Também se supôs que essas soluções seriam menos tóxicas para os tecidos vitais do que as suas contrapartes não tamponadas.

No entanto, o facto de tamponar o hipoclorito com bicarbonato torna a solução instável, diminuindo o seu prazo de validade para menos de uma semana. Dependendo da quantidade de bicarbonato na mistura e, por conseguinte, do valor do pH, a eficácia antimicrobiana de uma solução fresca tamponada com bicarbonato é apenas ligeiramente superior, ou mesmo semelhante, à de uma solução não tamponada. Outra abordagem para melhorar a eficácia dos irrigantes de hipoclorito no RCPoderia ser aumentar a temperatura da solução de NaOCl de baixa concentração[52] . Isto melhora a sua capacidade de dissolução imediata nos tecidos. Para além disso, as soluções de hipoclorito aquecidas removem mais eficazmente os resíduos orgânicos das aparas de dentina. Aumentar a temperatura do NaOCl em 5 graus, duplica a sua atividade.

Cloramina T:

Um dos compostos activos de libertação de cloro é a cloramina T, que possui excelentes qualidades antimicrobianas. Em caso de sensibilidade ao composto de iodo, tendo em conta os antecedentes alérgicos, as cloraminas (5%) são um bom medicamento para pensos intracanais com baixa toxicidade. Para a desinfeção de pontos de guta-percha, este composto também é utilizado .[10]

Iodo:

O iodo é reconhecido pelo seu efeito suave nos tecidos vivos há muitos anos. A tintura de iodo (5% em álcool) é utilizada para a desinfeção dos campos cirúrgicos endodônticos e o iodeto de potássio (iodo 2%, iodeto de potássio 4%, água destilada 94%) é utilizado para a medicação intracanal, sendo estas duas preparações comuns de iodo utilizadas em medicina dentária.

O iodeto de potássio (IKI) é um desinfetante tradicional dos canais radiculares com uma atividade antimicrobiana de largo espetro. É utilizado em diferentes concentrações que variam entre 2% e 5%. O iodo, como agente oxidante desta substância, reage com os grupos sulfidrilo livres das enzimas bacterianas, clivando as ligações dissulfureto. Foi demonstrado que os microrganismos resistentes ao CH podem ser erradicados com uma combinação de IKI e CHX. Apresenta uma toxicidade relativamente baixa em experiências que utilizam culturas de tecidos. Uma desvantagem óbvia do iodo é uma possível reação alérgica em alguns doentes, que pode ser a causa de dores entre consultas .[4]

Clorexidina:

A clorexidina (CHX) é uma solução básica forte e é mais estável sob a forma de sal. Os sais originais eram o acetato e o cloridrato de CHX, ambos pouco solúveis em água. Por conseguinte, foram substituídos pelo digluconato de CHX. A clorexidina é um agente antimicrobiano de largo espetro eficaz contra bactérias gram-positivas e gram-negativas. Tem um componente molecular catiónico que se liga a áreas da membrana celular carregadas negativamente, causando a lise da membrana celular. É constituído por dois anéis simétricos de 4-clorofenilo e dois grupos bis-guanida ligados por uma cadeia central de hexa-metileno que actuam como bis-guanidas catiónicas sintéticas. É uma molécula com carga positiva hidrofóbica e lipofílica que interage com fosfolípidos e lipopolissacarídeos na membrana celular das bactérias e penetra na célula através de algum tipo de mecanismo de transporte passivo ou ativo. Como interage com a carga positiva da molécula e com os grupos fosfato carregados negativamente, a sua eficácia nas paredes celulares microbianas resulta no equilíbrio osmótico da célula. O seu efeito aumenta a permeabilidade da parede celular, fazendo com que a molécula de clorexidina entre na bactéria .[80]

A CHX é um antissético potente, que é utilizado como enxaguante bucal e irrigante endodôntico. Esta última aplicação baseia-se na sua substantividade e no seu efeito antimicrobiano duradouro, que resultam da sua tendência para se ligar à hidroxiapatite. Para o efeito, são recomendadas soluções aquosas com concentrações de 0,1 a 0,2%, sendo 2% a concentração das soluções irrigantes dos canais radiculares habitualmente encontrada na literatura endodôntica. . É comummente aceite que a CHX seria menos cáustica do que o NaOCl, no entanto, uma solução a 2% é irritante para a pele. Tal como acontece com o NaOCl, o aquecimento da CHX em concentrações menores poderia aumentar a sua eficácia local no sistema de canais radiculares, mantendo a toxicidade sistémica baixa. Apesar de sua utilidade como irrigante final, a CHX não pode ser defendida como o principal irrigante em casos endodônticos padrão, devido a muitos problemas:

- A CHX é incapaz de dissolver restos de tecido necrótico, e
- A CHX é menos eficaz em bactérias gram-negativas do que em bactérias gram-positivas.

Além disso, a desvantagem mais importante da CHX é a sua incapacidade de dissolver restos de tecidos necróticos e de limpar quimicamente o SCR. Num ensaio clínico aleatório que comparou a eficácia da irrigação com NaOCl a 2,5% ou CHX a 0,2% na redução da microbiota intracanal, verificou-se que o NaOCl era significativamente mais eficaz do que a CHX na obtenção de culturas negativas. Schafer e Bossmann referiram que o gluconato de CHX a 2% era significativamente mais eficaz contra E. faecalis do que o hidróxido de cálcio (CH) utilizado isoladamente ou uma mistura dos dois. Este facto foi também confirmado por Lin et al. Embora num estudo de Evans et al. sobre dentina bovina, a CHX a 2% com CH tenha demonstrado ser mais eficaz do que a CH misturada com água[45] . Waltimo et al. referiram que o acetato de CHX a 0,5% era mais eficaz na eliminação de Candida albicans (C. albicans) do que a CH saturada, enquanto a CH combinada com CHX era mais eficaz do que a CH utilizada isoladamente. Outro estudo avaliou a eficácia da solução de CHX a 2% misturada com CH contra a C. albicans e concluiu que a combinação das duas era benéfica.

A CHX tem sido utilizada em endodontia e proposta como irrigante e medicamento intracanal. É ativa contra uma vasta gama de microrganismos, tais como bactérias gram-positivas e gram-negativas, incluindo Enterococcus faecalis (E. faecalis), leveduras e fungos. Quando utilizada como medicamento intracanal, a CHX é mais eficaz do que a CH contra a E. faecalis

infeção nos túbulos dentinários. De facto, a atividade antimicrobiana da CHX é reduzida quando combinada com outras substâncias, incluindo CH e CH mais óxido de zinco, entre outras. Para fins endodônticos, a CHX pode ser utilizada na forma líquida ou em gel. Ferraz et al. mostraram que o gel de CHX a 2% tem várias vantagens sobre a solução de CHX a 2%, apesar de ter propriedades antimicrobianas, de substantividade e de biocompatibilidade semelhantes. A CHX tem sido utilizada na terapia periodontal há muitos anos. Recentemente, a clorexidina está disponível como ponta de guta-percha (ponta ativa) para obturação temporária do canal radicular e para tratamento de emergência do canal radicular. A ponta ativa é constituída por diacetato de clorexidina (5%), guta-percha, ZnO, $BaSO_4$ e agentes corantes. Normalmente, a ponta ativa permanece no canal durante 1-3 semanas, mas em casos clínicos específicos, deve ser substituída a cada 2-3 dias .[21]

A utilização do gel de CHX como medicamento intracanal é recomendada por um curto período de tempo (3-5 dias), particularmente nos casos em que os canais foram totalmente instrumentados mas não puderam ser preenchidos devido à falta de tempo. Também é recomendado em casos de exsudação (dados não publicados), uma vez que mantém a sua atividade antimicrobiana na presença de sangue e outras matérias orgânicas .[4]

Compostos de amónio quaternário:

Os compostos de amónio quaternário que incluem um detergente catiónico e agentes molhantes são desinfectantes ligeiramente eficazes. São praticamente não irritantes em soluções fracas (1:20000 -1:50000) e, devido à sua ação detergente espumante, podem ser utilizados para irrigar os canais radiculares sem receio de causar uma inflamação do tecido periapical. Os quats são compostos estáveis que reduzem a tensão superficial das soluções, são incolores e praticamente inodoros e são mais eficazes em meios alcalinos do que em meios ácidos. Pode ser utilizado para irrigar os canais radiculares sem qualquer inflamação do tecido periapical .[4]

Hidróxido de cálcio:

O hidróxido de cálcio é utilizado mais frequentemente como medicamento intracanal para a desinfeção dos canais radiculares desde a sua introdução por Herman em 1920. Bystrom, em 1985, confirmou que, mesmo após um mês de tratamento, a eficácia do hidróxido de cálcio é boa. Do total, apenas 0,17% do hidróxido de cálcio se dissolve para formar Ca^{2+} e OH^- , e requer pelo menos 1 dia para exercer o seu efeito total; por conseguinte, o $Ca(OH)_2$ é um anti-sético de ação lenta .[24]

As experiências de contacto direto in vitro também mostraram que é necessário um período de contacto de 24 horas para matar completamente os enterococos. Além de matar as bactérias, o $Ca(OH)_2$ tem a extraordinária capacidade de hidrolisar a porção lipídica dos lipopolissacarídeos bacterianos (LPS), inactivando assim a atividade biológica do LPS e reduzindo o seu efeito. Este é um efeito muito desejável porque o material da parede celular morta permanece mesmo depois de as bactérias terem sido mortas e pode continuar a estimular respostas inflamatórias no tecido perirradicular.

O veículo (aquoso, viscoso e oleoso) desempenha um papel importante na cinética de dissolução da mistura de formulações de $Ca(OH)_2$. O $Ca(OH)_2$ pode ser misturado com água esterilizada ou soro fisiológico; esta fórmula também está disponível comercialmente em embalagens esterilizadas de dose única (por exemplo, Calasept e penso temporário DT). A mistura deve ser espessa para transportar o maior número possível de partículas de $Ca(OH)_2$. Sigurdsson, em 1992, sugeriu que a espiral de Lentulo é a técnica mais eficaz para transportar Ca(OH)2 para o comprimento de trabalho. Para uma eficácia máxima, o canal radicular deve ser preenchido de forma homogénea até ao comprimento de trabalho. A solução saturada de $Ca(OH)_2$ misturada com um detergente é um agente antimicrobiano eficaz adequado para irrigação.

Utilizações:

1. Prevenção da reabsorção radicular
2. Reparação de perfuração iatrogénica
3. Tratamento da fratura horizontal da raiz
4. Apexificação
5. Apexogénese
6. Reabsorção radicular
7. no canal do choro

Mecanismo de ação do hidróxido de cálcio

A aplicação de pasta de hidróxido de cálcio em intervalos de pelo menos 7 dias é capaz de eliminar ou reduzir o número de bactérias sobreviventes mesmo após o preparo biomecânico. As principais acções do hidróxido de cálcio provêm da dissociação iónica dos iões Ca^{2+} e OH^- , e a ação destes iões sobre os tecidos vitais e as bactérias gera a indução da deposição de tecido duro e o efeito antibacteriano. No entanto, quando os iões Ca^{2+} entram em contacto com o dióxido de carbono (CO_2) ou iões carbonato (CO_3^-) no tecido, forma-se carbonato de cálcio que altera o processo de mineralização pelo consumo global dos iões Ca^{2+} . O pH elevado e a atividade iónica no processo de cicatrização, a difusão através dos túbulos dentinários, a influência na microinfiltração apical e a colocação no interior do canal radicular, as crises intercalares, a importância do acompanhamento periódico, a correção e a restauração interproximal. Os iões hidroxilo presentes proporcionam um ambiente alcalino, altamente oxidante dos radicais livres, o que ajuda na cicatrização precoce e tem uma ação antimicrobiana .[43]

Propriedades do hidróxido de cálcio como medicamento intracanal Atividade antibacteriana

O hidróxido de cálcio exercerá um efeito antibacteriano no sistema de canais radiculares, desde que seja mantido um pH elevado. Lin et al. relataram que o tratamento com eletroforese foi significativamente mais eficaz do que o $Ca(OH)_2$ puro até profundidades de *200-500μm.* Os espécimes tratados com $Ca(OH)_2$ ativado por eletroforese não revelaram bactérias viáveis nos túbulos dentinários a uma profundidade de 500 μm do espaço do canal radicular em poucos dias.

Waltimo et al. constataram que um penso de $Ca(OH)_2$ entre consultas não teve o efeito esperado em termos de desinfeção do sistema de canais radiculares nem do resultado do tratamento. O $Ca(OH)_2$ contra E. faecalis é um medicamento eficaz quando utilizado em combinação com hipoclorito de sódio (NaOCl) ou clorexidina (CHX). Os efeitos letais dos iões hidroxilo nas células bacterianas devem-se provavelmente aos seguintes mecanismos

Danos na membrana citoplasmática bacteriana:

Os iões hidroxilo induzem a peroxidação lipídica, resultando na destruição da estrutura fosfolipídica da membrana celular, removem átomos de hidrogénio de ácidos gordos insaturados, gerando radicais lipídicos livres que reagem com o oxigénio, resultando na formação de um radical peróxido lipídico que remove outro átomo de hidrogénio de um segundo ácido gordo, gerando outro peróxido lipídico. Estes actuam como radicais livres, iniciando uma reação em cadeia autocatalítica que resulta numa maior perda de ácidos gordos insaturados e em danos extensos .[37]

Desnaturação de proteínas e danos no ADN:

O metabolismo celular é altamente dependente das actividades enzimáticas. A alcalinização proporcionada pelo hidróxido de cálcio induz a quebra da ligação iónica que mantém a estrutura terciária das proteínas. Estas alterações resultam na perda da atividade biológica da enzima e na perturbação do metabolismo celular. Os danos no ADN da bactéria induzem a divisão das cadeias e a inibição da replicação .[32]

Propriedade bactericida

O $Ca(OH)_2$ é bactericida em contacto direto com a maioria das bactérias, mas não é ativo contra E. faecalis e Pseudomonas aeruginosa. Asgary testou o $Ca(OH)_2$ contra P.aeruginosa, E. faecalis, Staphylococcus aureus e Escherichia coli e verificou que inibe o crescimento destas bactérias.

Atividade anti-endotoxina

A endotoxina, parte da parede celular de todas as bactérias gram-negativas, é composta por lipopolissacarídeo (LPS). Uma das preocupações em endodontia é o tratamento de dentes com polpas necróticas e patose periapical, porque a doença pós-tratamento persiste mais frequentemente do que nos casos sem doença periapical. Nas lesões periapicais crónicas, há uma maior prevalência de bactérias anaeróbias gram-negativas disseminadas por todo o sistema de canais radiculares, incluindo o biofilme bacteriano apical, uma vez que estas áreas não são alcançadas pela instrumentação, pelo que se recomenda a utilização de um medicamento para canais radiculares para ajudar na eliminação destas bactérias, aumentando assim o sucesso clínico. Os procedimentos e medicamentos utilizados no tratamento dos canais radiculares não devem conduzir apenas à morte das bactérias, mas também à inativação da endotoxina bacteriana. Buck et al. verificaram que o $Ca(OH)_2$ a longo prazo, bem como a exposição de 30 minutos a uma mistura alcalina de CHX, etanol e hipoclorito de sódio, desintoxicaram as moléculas de LPS por hidrólise. Tanomaru et al avaliaram o efeito do preparo biomecânico utilizando diferentes soluções irrigadoras e um curativo de canal radicular à base de $Ca(OH)_2$ contendo endotoxina. O preparo biomecânico apenas com soluções irrigadoras não inativou a endotoxina, mas com o uso do curativo de $Ca(OH)_2$ foi eficaz na inativação dos efeitos tóxicos da endotoxina. Oliveira et al. avaliaram os efeitos do hidróxido de cálcio e da polimixina B sobre as endotoxinas nos canais radiculares. Os medicamentos intracanais à base de hidróxido de cálcio e polimixina B detoxificaram a endotoxina nos canais radiculares e alteraram as propriedades do LPS para estimular a produção de anticorpos pelos linfócitos B.

Atividade antifúngica

Weckwerth et al determinaram a incidência de C.albicans na cavidade oral e testaram a suscetibilidade dos isolados a diferentes valores de pH e a uma solução aquosa saturada de hidróxido de cálcio a pH 12,5. Em relação às variáveis temporais, a viabilidade das leveduras foi avaliada pelo método de cultura em ágar Sabouraud e pelo método de coloração fluorescente com diacetato de fluoresceína e brometo de etídio. As leveduras tornaram-se completamente inviabilizadas após 48 h de contacto com a solução de hidróxido de cálcio quando expostas ao caldo de cultura alcalino, as leveduras foram consideradas viáveis a pH 9,5 e 10,5 até 7 dias. A C. Albicans só pode ser completamente inibida pelo contacto direto com a solução aquosa saturada de hidróxido de cálcio após 48 h de exposição. Euchua et al investigaram a atividade antifúngica da própolis, da pasta antibiótica tripla (TAP), do gel de clorexidina a 2% e do hidróxido de cálcio com propilenoglicol nos túbulos dentinários dos canais radiculares infectados com Candida albicans a duas profundidades diferentes (200 μm e 400 μm) e em dois intervalos de tempo (dia 1 e 7) através do método de cultura. Concluiu-se que o hidróxido de cálcio com propilenoglicol e o gel de CHX a 2% foram eficazes contra a C. albicans no dia 1 a 400 µm de profundidade no interior dos túbulos dentinários, mas igualmente eficazes após 7 dias em ambas as profundidades .[35]

Ação anti-inflamatória

O pH elevado do $Ca(OH)_2$ inibe a capacidade de aderência dos macrófagos ao substrato e diminui ou elimina a quantidade de MMP-8, melhorando a circulação dos tecidos e controlando a exsudação como efeito imunomodulador. Os mediadores inflamatórios endógenos, como a interleucina 1α e o *TNF-α*, desempenham um papel na regulação da inflamação, na destruição dos tecidos e na desnaturação das citocinas pró-inflamatórias.

Ação contra o biofilme

Em endodontia, o biofilme encontra-se no ápice dos dentes com polpas necróticas e infectadas ou sistemas de canais radiculares sem polpa e infectados; pensa-se que tais agregações bacterianas são a causa da periodontite apical resistente à terapêutica, tendo sido observadas condensações bacterianas nas paredes dos canais radiculares infectados. Saber et al desenvolveram um biofilme maduro de Enterococcus faecalis no interior do sistema de canais radiculares e testaram a sua suscetibilidade à amoxicilina + clavulanato, à ciprofloxacina, à clindamicina, à doxiciclina e ao hidróxido de cálcio como medicamentos intracanais durante uma semana. Todos os agentes quimioterapêuticos utilizados foram significativamente melhores do que o hidróxido de cálcio na eliminação das bactérias do biofilme. Athanassiadis et al testaram a pasta pulpdent, a pasta ledermixpaste, uma mistura 50:50 de ledermix e pulpdent, e uma réplica da pasta ledermix. As bases incluíam metilcelulose com água, polietilenoglicol (peg) e peg com óxido de zinco, cloreto de cálcio e os outros componentes (inactivos) que constituem a base da pasta ledermix. Os resultados mostraram que as preparações contendo hidróxido de cálcio tinham maior potencial para reduzir a sobrevivência de E. faecalis num biofilme.

Barreira física

Para além da eliminação das bactérias viáveis remanescentes não afectadas pela preparação quimio-mecânica do canal radicular, os medicamentos intracanais têm sido defendidos por outras razões. Devem também atuar como uma barreira físico-química, impedindo a proliferação de microrganismos residuais e evitando a reinfeção do canal radicular por bactérias provenientes da cavidade oral.

Colocação como medicamento:

Para a colocação de $Ca(OH)_2$, a mistura deve ser suficientemente espessa para ser colocada no canal como medicamento, de modo a poder transportar o maior número possível de partículas de $Ca(OH)_2$. A melhor forma de aplicar esta pasta é com a ajuda de uma lentuloespiral. Para uma eficácia máxima, o canal radicular deve ser preenchido de forma homogénea até ao comprimento de trabalho. Como o $Ca(OH)_2$ não vaporiza, deve ser colocado em contacto estreito com as paredes do canal radicular, porque a sua eficácia depende do grau de contacto com as paredes, bem como da sua atividade antibacteriana .[5]

O hidróxido de cálcio deve entrar em contacto para que os tecidos actuem. A mistura deve ser espessa para transportar as partículas de $Ca(OH)_2$. Para obter a máxima eficácia, o canal radicular é preenchido de forma homogénea até ao comprimento da raiz com a ajuda de seringas, espátula, espiral Lentulo rotativa e suportes de pasta. Recentemente, está disponível um sistema de pasta única injetável, que é o método mais preferido. Alguns dos produtos são Centrix, Calcijet, Prevestcallc, Pyraxcalci.

Combinações com hidróxido de cálcio

Combinação de hidróxido de cálcio e hipoclorito de sódio

Metzler demonstrou que o pré-tratamento a longo prazo (7 dias) com pasta pulpdent), uma pasta de $Ca(OH)_2$ não endurecedora, seguido de irrigação com hipoclorito de sódio, limpou melhor os istmos dos canais em molares mandibulares do que a instrumentação manual isolada. A quantidade de detritos foi reduzida nos dentes tratados com NaOCl durante >30s ou $Ca(OH)_2$ durante 7 dias. No entanto, a combinação de $Ca(OH)_2$ e NaOCl foi mais eficaz do que os tratamentos separados.

Combinação de hidróxido de cálcio e clorexidina

A clorexidina é uma biguanida catiónica cuja atividade antimicrobiana óptima é alcançada num intervalo de pH de 5,5-7,0 e a alcalinização do pH através da adição de $Ca(OH)_2$ à CHX conduzirá à precipitação das moléculas de CHX, diminuindo assim a sua eficácia. Athanassiadis et al. demonstraram que a alcalinidade do $Ca(OH)_2$ quando misturado com a CHX permaneceu inalterada quando utilizado como medicamento intracanal, a CHX foi mais eficaz do que o $Ca(OH)_2$ na eliminação de E. Faecalis do interior dos túbulos dentinários, misturando $Ca(OH)_2$ com CHX a atividade antimicrobiana do $Ca(OH)_2$ aumenta .[24]

Efeitos do hidróxido de cálcio

Difusão de iões hidroxilo através da dentina

Nerwich et al. investigaram a alteração do pH ao longo de um período de 4 semanas após a aplicação de um penso de $Ca(OH)_2$. Concluíram que os iões hidroxilo derivados dos pensos de $Ca(OH)_2$ se difundiam numa questão de horas para a dentina radicular interna, necessitando de 1-7 dias para atingir a dentina radicular externa e 2-3 semanas para atingir níveis máximos. Os iões hidroxilo difundiram-se mais rapidamente e atingiram níveis mais elevados cervicalmente do que apicalmente. Para que o hidróxido de cálcio actue eficazmente como medicamento intracanal, os iões hidroxilo têm de ser capazes de se difundir através da dentina. Saif et al. indicaram que um enxaguamento final do canal com 3 ml de EDTA a 17% e 10 ml de NaOCl a 6% antes da colocação de $Ca(OH)_2$ permitia a maior difusão de iões hidroxilo para a superfície da raiz. A difusão dos iões hidroxilo através da dentina depende do período de medicação, do diâmetro dos túbulos dentinários e da remoção da smear layer (patência dos túbulos dentinários).

Efeito tampão da dentina no hidróxido de cálcio:

Haapasalo et al. afirmaram que o canal radicular é uma mistura complexa de uma variedade de componentes orgânicos e inorgânicos. A hidroxiapatita é o principal representante dos componentes inorgânicos. O tecido pulpar, os microrganismos e o exsudado inflamatório, rico em proteínas como a albumina, são os principais componentes orgânicos. Um novo modelo de dentina em pó para o estudo do efeito inibitório da dentina sobre vários irrigantes e medicamentos para os canais radiculares. A dentina, a hidroxiapatite e os restos de tecido pulpar necrótico, bem como o exsudado inflamatório, diminuem o potencial antibacteriano do Ca(OH) .2

Efeito do hidróxido de cálcio na resistência à fratura da dentina :

A resistência à flexão da dentina depende da ligação entre dois componentes principais da dentina, os cristais de hidroxiapatite e a rede de colagénio. A matriz orgânica é composta por proteínas ácidas e proteoglicanos contendo grupos fosfato e carboxilato. Estas substâncias podem atuar como agentes de ligação entre a rede de colagénio e os cristais de hidroxiapatite.

Combinações de corticosteróides e antibióticos:

Os medicamentos que combinam elementos antibióticos e corticosteróides são altamente eficazes no tratamento da instrumentação excessiva; têm de ser colocados no tecido periapical inflamado através de uma ponta de papel ou de um alargador para serem eficazes. O constituinte corticosteroide reduz a inflamação periapical e proporciona um alívio quase instantâneo da dor ao paciente que se queixou de extrema sensibilidade à percussão após a instrumentação do canal. Os componentes antibióticos estão presentes para que não ocorra um crescimento excessivo de microrganismos com a diminuição da resposta inflamatória.

Os medicamentos à base de corticosteróides actuam sobre a síntese da lipocortina e da vasocortina, inibindo a formação de edema e a fosfolipase A2, enzimas que, uma vez inibidas, impedem a conversão dos fosfolípidos membranares em ácido araquidónico. Por conseguinte, a ciclo-oxigenase e a lioxigenase são bloqueadas. A preparação de corticosteróides também actua sobre a histamina, a heparina e a bradicinina, que são mediadores químicos importantes nas fases iniciais da inflamação aguda. A preparação de corticosteróides mais comum utilizada como medicamento intracanal é a pasta Ledermix. A pasta Ledermix contém 1% de acetonido de triamcinolona e 3,21% de HCl de demeclociclina. A coloração intensa pode ser causada pela ligação da demeclociclina da pasta contendo antibióticos à base de corticosteróides (CAP) à dentina e pela sua foto-oxidação quando exposta à luz. Para resolver este problema, foram desenvolvidas outras pastas com antibióticos à base de corticosteróides, incluindo a Odontopaste com 1% de acetonido de triamcinolona e 5% de cloridrato de clindamicina e a Doxypaste com 1% de acetonido de triamcinolona e 3% de hiclato de doxiciclina. As três pastas contêm o mesmo veículo subjacente de polietilenoglicol. São adicionados vários excipientes e agentes de enchimento, que não exercem actividades antimicrobianas. A doxiciclina é mais ativa do que a demeclociclina como antibiótico e possui um menor risco de manchas. Outro estudo mostrou que o risco de manchas com a pasta ledermix pode ser minimizado se for colocada abaixo da margem gengival. Não deve ser deixada nas paredes da cavidade de acesso.

Os antibióticos foram descobertos pela primeira vez em 1928, mas não foram utilizados clinicamente de forma rotineira até ao início da década de 1940, durante a Segunda Guerra Mundial. Os antibióticos têm sido uma adição extremamente valiosa ao arsenal dos profissionais de saúde e salvaram, sem dúvida, muitas vidas que, de outra forma, se teriam perdido. Em endodontia e traumatologia dentária, os antibióticos podem ser aplicados sistemicamente (por via oral ou parentérica) e localmente (intra-dentária).

As preparações à base de corticosteróides demonstraram causar um aumento do grau de resposta inflamatória, sendo o máximo aos 28 dias. Após 7 dias de experiência, todas as substâncias testadas apresentavam níveis baixos de células inflamatórias, pelo que os medicamentos à base de corticosteróides podem ser utilizados por períodos não superiores a 7 dias. Septomixina e pulpomixina são outras pastas à base de esteróides utilizadas como medicamentos intracanais. Contêm neomicina e framicetina, respetivamente. Estes agentes antibacterianos não são muito eficazes contra os microrganismos do canal radicular. A dexametasona é o componente esteroide destas preparações, que é menos eficaz do que outros corticosteróides .[77]

Odontopaste :

Odontopaste é uma pasta de canal radicular à base de óxido de zinco com 5% de cloridrato de clindamicina e 1% de acetonido de triamcinolona. A clindamicina é eficaz contra muitos agentes patogénicos endodônticos, incluindo Streptococcus, Peptostreptococcus, Actinomyces, Fusobacterium, Eubacterium, Propionobacterium, Microaerophilic, Peptococcus, Porphyromonas, Veillonella e Prevotella. A pasta de clindamicina como penso intracanal tem um bom efeito antibacteriano, no entanto, não tem propriedades anti-reabsortivas. Este antibiótico proporciona uma atividade bacteriostática e actua como material de penso provisório, impedindo o repovoamento bacteriano no interior do canal radicular. Além disso, a parte esteroide, o acetonido de triamcinolona, pode reduzir temporariamente a inflamação e a dor pós-operatória. Não é necessário branqueamento após a utilização de odontopaste, uma vez que não mancha os dentes. A mistura de hidróxido de cálcio adicional numa combinação 50:50 com Odontopaste não é recomendada porque o componente esteroide é imediatamente destruído pelo aumento da alcalinidade. A Odontopaste contém hidróxido de cálcio a um nível de 0,5%, que provou ser o ideal para a preservação do componente esteroide.

Septomixina forte :

A pasta Septomixine Forte contém dexametasona, tartarato de haletazol, sal de neomicina, sulfato de polimixina B e tirotrina. No entanto, a pasta Septomixine Forte já não é recomendada porque os antibióticos (neomicina e sulfato de polimixina B) não são adequados para utilização contra bactérias endodônticas devido aos seus espectros de atividade inadequados. **Pasta**

Ledermix:

O Ledermix é uma pasta corticosteroide-antibiótica. É considerada um composto de antibiótico glucocorticoide desenvolvido por Schroeder e Tridon em 1960. Medicamentos como a pasta Ledermix têm sido recomendados como medicamentos intracanais de rotina. A pasta Ledermix tem sido defendida como um penso inicial, particularmente se o doente apresentar sintomas endodônticos.

Schroeder desenvolveu o material que é atualmente comercializado como Ledermix paste. A pasta Ledermix contém acetonido de triamcinolona como agente anti-inflamatório, numa concentração de 1%. Quando os materiais Ledermix e outras formulações semelhantes contendo corticosteróides foram lançados comercialmente, houve uma oposição considerável à sua utilização .[68]

A pasta Ledermix é um material em pasta solúvel em água, não endurecível, para utilização como medicamento para o canal radicular ou como agente de capeamento pulpar direto ou indireto. As caraterísticas de libertação e difusão na dentina da triamcinolona da pasta Ledermix quando utilizada como medicamento para o canal radicular foram investigadas em diferentes condições. Estes estudos mostram que a triamcinolona é libertada da pasta Ledermix no canal radicular e pode atingir a circulação sistémica por difusão através dos túbulos dentinários, dos canais laterais e do forame apical. Após as primeiras 24 horas, 30% da triancinolona foi libertada. Ao fim de 14 semanas, os restantes 70% tinham sido libertados.

Para controlar a dor e a inflamação, é utilizada a pasta ledermix. A mistura de Ledermix com um componente antibiótico pode compensar a possível redução induzida pelos corticóides na resposta imunitária do hospedeiro. Atualmente, o Ledermix está disponível numa forma de polietilenoglicol que combina os antibióticos tetraciclina, demeclociclina, HCl (numa concentração de 3,2%) e o corticosteroide acetóxido de triamcinolona (concentração de 1%) numa base de polietilenoglicol.

Composição do Ledermix:

- Substância ativa medicinal:
  - 1g de pasta contém: Triamcinolona acetonida 10,0 mg
  - Demeclociclina cálcica 30,21 mg
- Substância inativa medicinal:
  - Trietanolamina, Cloreto de cálcio, Óxido de zinco, Macrogol 3000, Macrogol

- 400, sulfito de sódio anidro, edetato de sódio e cálcio, silício coloidal
- Dióxido
- Água purificada

Medicação intracanal:

A tetraciclina apresenta afinidade pelos tecidos duros e pode ficar retida nas superfícies dentárias, sendo utilizada localmente em periodontia com bons resultados clínicos e bacteriológicos, e o seu derivado, a doxiciclina, constitui o ingrediente antibiótico do Ledermix. No entanto, o seu espetro antimicrobiano é bastante estreito, podendo ser ineficaz contra vários agentes patogénicos orais e endodônticos. O facto de a resistência à tetraciclina ocorrer através da formação de factores R transferíveis também sugere cautela na sua aplicação.

O MTAD (BioPure MTAD) é um irrigante que contém uma mistura de tetraciclina, um ácido e um detergente. O componente de tetraciclina, a doxiciclina, é retido na dentina após a aplicação.

Para além da crítica de que a doxiciclina é bacteriostática e não bacteriocida, outra desvantagem é a potencial coloração iatrogénica dos dentes quando o hipoclorito de sódio reage com o MTAD com utilização alternada.

Este material demonstrou ser muito eficaz no alívio da dor, na inibição da reabsorção radicular inflamatória e como agente antibacteriano no tratamento inicial de infecções endodônticas. A pasta Ledermix pode ser retida no interior do canal radicular como medicamento durante períodos que variam entre 2 e 12 semanas, dependendo da condição patológica que está a ser tratada. Alguns clínicos observaram que a pasta Ledermix pode causar descoloração dos dentes quando utilizada durante longos períodos, embora nenhum estudo tenha comprovado esta afirmação. No entanto, essa descoloração é teoricamente possível devido à presença do antibiótico tetraciclina, uma vez que as tetraciclinas são conhecidas por serem capazes de produzir alterações de cor nos tecidos duros, incluindo os dentes. Inicialmente, pensava-se que a absorção de tetraciclina pelos tecidos duros só ocorreria em regiões de calcificação ativa, mas existem provas na literatura que demonstram que a absorção de tetraciclina pode ocorrer topicamente num dente totalmente mineralizado. Estas alterações de cor também parecem estar dependentes da presença de luz solar .[77]

Sulfonamidas:

As sulfonamidas interferem com o metabolismo bacteriano devido às suas caraterísticas bacteriostáticas em vez de agentes bactericidas, reduzindo assim os microrganismos mais susceptíveis de serem destruídos pelo mecanismo de defesa do organismo. Utiliza-se colocando uma ponta de papel humedecido num frasco com o pó ou adicionando-o com uma solução esterilizada.

água destilada. A sulfanilamida e o sulfatiazol foram inicialmente utilizados como medicamentos para os canais radiculares, mas atualmente já não são utilizados porque tendem a provocar uma descoloração amarelada dos dentes. O medicamento é recomendado para ser utilizado no momento do fecho dos dentes que

O dente de leite foi deixado aberto devido a um abcesso periapical agudo. Na presença de pus, produtos de degradação de proteínas, resíduos de tecidos e ácido p-aminobenzóico, o efeito das sulfonamidas não é frutífero .[4]

Antibióticos:

Vários microrganismos residem no canal radicular e são responsáveis pela infeção, pelo que um único antibiótico pode não ser eficaz na eliminação das bactérias.

PBSC:

Na década de 1950, foi utilizada uma pasta poli-antibiótica como medicamento intracanal. Era constituída por penicilina, bacitracina, estreptomicina e caprilato de sódio (PBSC). A preparação era ineficaz contra espécies anaeróbias. Grossman indicou a ampla utilização da PBSC por dentistas formados na Universidade da Pensilvânia e por aqueles que participaram em cursos de pós-graduação nessa instituição. Os constituintes da pasta incluem a penicilina, que é eficaz contra micróbios gram positivos, a bacitracina, que é eficaz contra micróbios resistentes à penicilina, a estreptomicina, que é eficaz contra micróbios gram negativos, e o caprilato, como sal de sódio, que é eficaz contra fungos .[12]

O caprilato de sódio foi substituído pela nistatina como agente antifúngico num medicamento semelhante, o PBSN. Ambos os medicamentos em forma de pasta podem ser injectados nos canais radiculares ou impregnados nas pontas de papel. Para obter o efeito desejado, uma vez que não existe volatilidade, o medicamento deve ser colocado no canal tendo em conta a sua estabilidade. O PBSC pode interferir no procedimento de cultura sucessiva e inativar a penicilina. É necessário adicionar penicilinase. A penicilinase deve ser transformada no ponto de papel levado para incubação. A utilização de PBSC tornou-se obsoleta, tendo em conta o potencial de sensibilidade devido à utilização tópica de antibióticos e à deterioração da popularidade dos medicamentos intracanais. Em 1975, a Food and Drug Administration (FDA) proibiu o PBSC para uso endodôntico, principalmente devido aos riscos de sensibilização e reacções alérgicas causadas pela penicilina .[78]

Pasta tripla de antibióticos

As infecções do sistema de canais radiculares são consideradas polimicrobianas, consistindo em espécies bacterianas aeróbias e anaeróbias. Devido à complexidade das infecções dos canais radiculares, a utilização de um único antibiótico pode não resultar numa desinfeção eficaz do SCR. Pode ser necessária uma combinação de antibióticos para lidar com a flora diversificada encontrada. Uma combinação de antibióticos pode também diminuir a probabilidade de desenvolvimento de estirpes bacterianas resistentes.

Por conseguinte, tem sido utilizada uma combinação de antibióticos denominada pasta antibiótica tripla. A pasta de antibióticos triplos é uma combinação de três antibióticos, nomeadamente minociclina, ciprofloxacina e metronidazol. O pó de antibiótico triplo, misturado com solução salina normal ou com clorexidina a 2%, produziu a maior zona de inibição contra E. faecalis. O componente minociclina é mais eficaz contra E. faecalis. A pasta antibiótica tripla é muito eficaz contra a E. faecalis e pode ser considerada um melhor medicamento para o canal radicular em comparação com a pasta de hidróxido de cálcio. Os doentes com pasta antibiótica tripla não desenvolvem crises entre consultas. No entanto, a pasta de antibiótico triplo demonstrou ser mais citotóxica para os fibroblastos do ligamento periodontal humano. Provoca uma reação inflamatória exacerbada no tecido conjuntivo subcutâneo. O componente minociclina provoca a descoloração dos dentes .[36]

A combinação que parece ser mais promissora consiste em metronidazol, ciprofloxacina e minociclina. Diz-se que o TAP serve como um agente antissético que pode ser aplicado nas paredes do sistema radicular para remover microrganismos antes ou depois da limpeza, moldagem e irrigação da área do canal radicular.

O metronidazol, como composto nitroimidazol, é particularmente tóxico para os anaeróbios e é considerado um agente antimicrobiano contra protozoários e bactérias anaeróbias. A minociclina é bacteriostática e apresenta atividade contra bactérias gram-positivas e gram-negativas.

Também provoca um aumento da quantidade de interleucina-10, que é uma citocina inflamatória. Além disso, a ciprofloxacina - enquanto fluoroquinolona sintética - possui uma ação bactericida rápida e apresenta uma elevada atividade antimicrobiana contra bactérias gram-negativas, enquanto a sua atividade contra bactérias gram-positivas é limitada. Muitas bactérias anaeróbias são resistentes à ciprofloxacina. Por conseguinte, é frequentemente utilizada com metronidazol no tratamento de infecções mistas para compensar o seu alcance limitado. Por conseguinte, o TAP pode afetar bactérias gram-negativas, gram-positivas e anaeróbias, e esta combinação pode ser eficaz contra microrganismos odontogénicos.

Se o TAP for utilizado, a ciprofloxacina, o metronidazol e a minociclina devem ser misturados em partes iguais (1:1:1) para uma concentração final de 0,1-1,0 mg/mL.

Aplicações da TAP em endodontia:

As aplicações da TAP em endodontia podem ser consideradas como se segue:

- No protocolo de regeneração e revascularização da polpa
- Como medicamento intracanal para o tratamento de
  - Lesões periapicais
  - Reabsorção radicular inflamatória externa
  - Fratura da raiz
  - Dentes primários
- Como agente intracanal para controlar as crises
- Como selante medicamentoso (para evitar possíveis reinfecções)
- Como aditivo às pontas de guta-percha na obturação de canais radiculares (conhecidas como pontas de guta-percha medicadas)
- Como um medicamento intracanal carregado num suporte

Sato et al avaliaram o potencial desta mistura para matar bactérias nas camadas profundas do canal radicular na dentina. In situ, não foram recuperadas bactérias da dentina infetada da parede do canal radicular 24 horas após a aplicação da combinação de fármacos. Esta ação resultará na redução ou eliminação de microrganismos, na prevenção da dor pós-tratamento e na melhoria da anestesia. Num estudo, Murvindran e James demonstraram a capacidade do TAP na remoção da microbiota e na preparação de um ambiente adequado para tratamentos endodônticos posteriores, enquanto Kim e Kim relataram que o TAP apresentou maiores zonas de inibição contra E. faecalis do que o hidróxido de cálcio.

Colocação de medicamentos em pó:

Os medicamentos, na sua forma de pó, são geralmente misturados com soro fisiológico ou outras soluções líquidas, o que leva à formação de uma pasta. O canal é preenchido com pasta, que é transferida para a câmara pulpar com um instrumento de plástico e impulsionada apicalmente ao longo do canal radicular com um suporte de plástico. Ao selar a câmara pulpar, deve ter-se muito cuidado para evitar a recontaminação devido a fugas marginais ou à perda efectiva do selo antes da consulta seguinte .[4]

Consideração especial:

TAP e dentina radicular:

Vários estudos têm revelado que o TAP e a concentração utilizada no protocolo de regeneração e revascularização podem causar uma perda significativa de dentina e um aumento substancial da sua rugosidade. Este aumento pode resultar numa menor molhabilidade da dentina e numa enorme redução da fase inorgânica da dentina tratadapara além do aumento considerável da fase orgânica. O TAP, com a sua capacidade ácida (pH = 2,9), pode desmineralizar a superfície da dentina. Além disso, a investigação e as medições de espetroscopia de infravermelhos de reflexão total atenuada com transformada de Fourier indicaram que 1g/ml de TAP mostrou uma redução severa na microdureza da raiz e na desmineralização da dentina. No entanto, se for utilizado 1 mg/ml de TAP à base de metilcelulose (em comparação com 1 g/ml de TAP), este efeito prejudicial pode ser reduzido. Outra literatura sugeriu que a utilização de concentrações mais baixas minimizará novamente este problema e, por conseguinte, optimizará a erosão do canal radicular e a rugosidade da superfície. O TAP parece ser responsável por afetar negativamente a resistência à fratura da dentina do canal radicular, particularmente quando o TAP é comparado com a clorexidina como medicamento intracanal. Vários casos de investigação demonstraram também um maior aumento do comprimento radicular em dentes tratados com TAP quando comparado com MTA, hidróxido de cálcio e formocresol. O TAP é capaz de preparar uma matriz para espessar as paredes dentinárias da raiz em comparação com o hidróxido de cálcio e o formocresol; um efeito que pode desempenhar um papel significativo na formação do canal radicular .[36]

Descoloração da estrutura dentária:

Os dentes tratados pelo TAP apresentaram um certo grau de descoloração da coroa, provavelmente relacionado com a existência de minociclina na pasta. Por este facto, deve ter-se muito cuidado e precaução nas zonas estéticas. Vários substitutos medicinais, como a amoxicilina, o Arestin e o Cefaclor (um membro da segunda geração de cefalosporinas), têm sido utilizados para prevenir o problema. Recentemente, a pasta removida com minociclina ou DAP encontrou o seu lugar. A Sociedade Europeia de Endodontologia defende a utilização de hidróxido de cálcio para evitar a descoloração.

Para além destas modificações na fórmula da pasta, foram investigadas várias estratégias para compensar a descoloração. A mais comummente recomendada é o branqueamento interno para remover a descoloração cervical do TAP. Outra abordagem é a aplicação de agentes de ligação à dentina ou a utilização de resinas compostas como selantes das paredes dentinárias .[36]

Remoção da pasta:

Outro problema a considerar durante a aplicação do TAP no espaço do canal radicular é a difícil remoção da pasta. As técnicas de irrigação existentes não são capazes de remover eficazmente o TAP, uma vez que este penetra e se liga à estrutura dentinária. A ativação ultra-sónica de hipoclorito de sódio a 5,25% parece ser o método mais eficaz na remoção da pasta, ao contrário da clorexidina, que parece ser a solução de irrigação intracanal menos eficaz. No entanto, Arslan et al. demonstraram que o "fluxo fotoacústico induzido por fotões" (PIPS), que é uma técnica contemporânea para a remoção de materiais das paredes do canal radicular, foi mais eficaz do que a irrigação com agulha na remoção do TAP do sistema de canais radiculares. Num estudo semelhante, verificou-se que os regimes de ativação da irrigação ultra-sónica melhoraram extremamente a remoção do TAP modificado dos canais radiculares em comparação com a irrigação com seringa convencional. Numa investigação recente, Turkaydin et al. utilizaram um XP-Endo Finisher para demonstrar que este pode remover mais TAP do que os métodos de irrigação por ultra-sons e por seringa.

Além disso, o tempo e o número de sessões necessárias para aplicar o TAP e a necessidade de remoção são as outras desvantagens em comparação com a técnica de barreira apical de MTA de uma visita.

TAP e medicina dentária operatória:

A utilização do TAP como pasta antibiótica não se limita à endodontia. Investigações revelaram que o cimento de ionómero de vidro (CIV) contendo TAP é bastante eficaz contra Streptococcus mutans e Lactobacillus casei. Yesilyurt et al. demonstraram que se a concentração de 1,5% de TAP for adicionada ao CIV, as propriedades físicas e de ligação, a resistência à compressão e a resistência de ligação à dentina não são alteradas e permanecem óptimas .[81]

Medicamentos à base de plantas

O medicamento intracanal tem um papel importante no resultado do tratamento do canal radicular. Com o aumento da resistência bacteriana aos antibióticos, existe um interesse considerável no desenvolvimento de outras classes de antimicrobianos para o controlo da infeção. Atualmente, tem-se verificado uma tendência crescente para procurar alternativas à base de plantas para o tratamento endodôntico. Esta forma de utilização de ervas para a cura de várias doenças é conhecida como "Fitoterapia ou Fitomedicina ou Etnofarmacologia". Nos últimos anos, tem havido um crescimento extremo no campo da medicina herbal devido às suas propriedades benéficas, facilidade de disponibilidade e menos efeitos secundários[26] . Na procura de novos irrigantes e medicamentos intracanais com boa biocompatibilidade e atividade antimicrobiana, os investigadores exploraram uma série de potenciais agentes de origem natural. A Índia possui uma fonte rica de plantas medicinais que estão amplamente distribuídas por todo o país. Nos tempos antigos, acreditava-se que a erva certa na combinação certa mantém o sistema do corpo em harmonia. As ervas contêm diferentes componentes, tais como óleos essenciais, flavonóides, taninos e álcoois, através dos quais atingem diferentes graus de valores medicinais. As plantas, os animais e os minerais são todos fontes de agentes fitoterapêuticos. Muitas ervas têm uma utilização potencial em endodontia que pode ser utilizada com uma incidência mínima de complicações.

Alternativas à base de plantas utilizadas como medicamentos intracanais em endodontia
Própolis - Cera de abelha

A própolis é um material resinoso antibiótico natural obtido por abelhas (Apis mellifera L.) de diferentes espécies de plantas, como árvores de choupos e coníferas, flores de clúsia genérica e misturado com cera e outras substâncias. É utilizado como irrigante do canal radicular, medicamento intracanal e meio de armazenamento para o tratamento do ligamento periodontal.

Oncag et al. avaliaram a eficácia da própolis como medicamento intracanal contra Enterococcus faecalis num estudo invitro, sugerindo que poderia ser utilizada como medicamento intracanal alternativo. A própolis apresenta um grau variável de propriedades antioxidantes, antivirais, anti-inflamatórias, antibacterianas, antifúngicas, antitumorais, imunomoduladoras, farmacológicas, tais como cicatrizantes, citostáticas e cariostáticas. Os principais componentes biologicamente activos presentes nesta substância natural antitóxica são os flavonóides e os derivados do ácido cinâmico .[28]

Num estudo realizado com a própolis, esta inibiu a atividade da hialuronidase e tem uma ação anti-inflamatória significativa, uma vez que contém ácido cafeico e fenetilester (CAPE). A preparação etanólica de própolis melhora a regeneração óssea e induz a formação de pontes de tecido duro em procedimentos de terapia de polpa vital. Contém também viscidona, o que a torna ainda mais utilizada como solução irrigante. Pode também ser utilizado como meio de transporte para dentes avulsionados, uma vez que mantém a viabilidade das células do ligamento periodontal. O própolis pode ser utilizado eficazmente, juntamente com o hidróxido de cálcio, como penso para a eliminação de agentes patogénicos endodônticos, especialmente contra a E.faecalis .[26]

Aloe barbadenis - Aloe vera

O Aloé vera contém um gel transparente rodeado pela parte verde da folha.[38] Os dois componentes activos do aloé vera são a aloína e a aloé-emodina. A sua ação antibacteriana deve-se à síntese de proteínas nas células bacterianas e é rica em vitaminas, minerais, enzimas, açúcares, lignina, saponinas, ácidos salicíclicos e aminoácidos .[28]

É eficaz contra S. Pyogenes e E.faecalis devido à presença de quinina de carbúnculo que inibe a formação destes dois organismos. Num estudo in vitro realizado por Kurian B et al em 2016, a CIM (Concentração Inibitória Mínima) de Aloé vera foi superior à do hidróxido de cálcio na eliminação de E.faecalis e a sua atividade antibacteriana aumentou com o período de tempo. Em comparação com outros extractos naturais, o Aloé vera tem uma atividade antibacteriana de largo espetro contra vários agentes patogénicos orais .[26]

Açafrão-da-terra

A curcuma (Curcumin longa) é utilizada há milhares de anos como erva medicinal. A curcumina, um composto fenólico, demonstrou propriedades bactericidas através de testes clínicos com um maior efeito medicinal como antioxidante, anti-inflamatório, antimicrobiano, antiespasmódico, anticancerígeno e muitas outras propriedades que podem revelar-se uma bênção para a medicina dentária .[37]

Sugere-se que a curcumina, um composto polifenólico, inibe fortemente a proliferação de células bacterianas através da inibição da dinâmica de montagem de FtsZ no anel Z necessário para a divisão celular bacteriana. A curcumina demonstrou ter uma potente atividade antibacteriana contra várias bactérias patogénicas, incluindo Enterococcus. A curcumina é estável a um pH de 6,5, mas altamente instável em condições de pH neutro-básico. Mesmo um ligeiro aumento do pH afectará significativamente a atividade da curcumina, tornando-a assim ineficaz contra E. faecalis nos túbulos dentinários .[40]

Agaricus bisporus - Cogumelo

Tem compostos activos de baixo e alto peso molecular (LMW, HMW). Devido a estes compostos, possui propriedades medicinais como propriedades imunomoduladoras, anti-inflamatórias, antivirais, anti-oxidantes e antimicrobianas. Os componentes de baixo peso molecular presentes no cogumelo são a plectasina, a confuentina, a grifolina e a neogrifolina, que conferem a capacidade de penetrar profundamente nos túbulos dentinários .[42]

A forma de gel do cogumelo é utilizada como medicamento intracanal. Este é preparado através da secagem ao sol, trituração e fervura com água destilada, seguida da adição de hidroxil etil celulose como agente espessante na proporção de 2:1 e injetado no canal com uma seringa. Também foi revelado que a forma de gel do extrato aumenta o tempo de contacto, o que melhora o seu desempenho. Tem a maior eficácia contra bactérias gram-negativas .[26,54]

Arctium lappa - Bardana

Esta planta foi obtida do Japão e é cultivada principalmente no Brasil. Tem muitas aplicações terapêuticas. Possui efeitos antibacterianos, antifúngicos, antiplaquetários, antioxidantes, diuréticos, ansiolíticos e inibidores do VIH. A Artium lappa contém esteróis, taninos, poliacetileno contendo enxofre, óleos gordos voláteis e polissacáridos. Os constituintes activos da bardana são as lactonas sesquiterpénicas e o hidrato de carbono inulina .[58]

Foram estudadas as propriedades antimicrobianas da Arctium lappa. Concluiu-se que os constituintes da Arctium lappa mostraram um grande efeito contra a maioria dos organismos, tais como E. faecalis, Staphylococcus aureus, Pseudomonas aeruginosa, Bacillus subtilis e Candida albicans. Este potencial antimicrobiano da Arctium lappa faz com que seja utilizada como medicamento para os canais radiculares .[57]

Chá verde

O chá verde em baixa concentração foi testado como sendo capaz de criar uma zona de inibição em torno de E. faecalis ligeiramente inferior ao NaOCl 1%. O efeito antimicrobiano aumenta com concentrações mais elevadas de extractos de chá verde. O chá verde é produzido a partir da Camellia sinensis. Os GTP são ricos em antioxidantes, são anticariogénicos e actuam como agentes anti-inflamatórios. São termogénicos, probióticos e possuem também propriedades antimicrobianas que inibem a formação de biofilme. A presença de fluoretos naturais torna-o um eficiente agente antiplaca e quelante .[28]

Glycyrrhiza glabra - Alcaçuz

São medicamentos Kampo frequentemente utilizados. Apresenta efeitos anti-inflamatórios, antivirais e anti-carcinogénicos. É constituída por um composto triterpenóide, a glicirrizina, que confere um sabor doce à raiz de alcaçuz. Devido a esta glicirrizina, possui um efeito antimicrobiano, especialmente contra E. faecalis[44] . O alcaçuz também inibe a maioria das bactérias cariogénicas como o Streptococcus mutans. A sua biocompatibilidade é comparada com a do hidróxido de cálcio devido à presença de uma estrutura triterpenóide pentacíclica. Mas tem um pH ligeiramente ácido, enquanto o hidróxido de cálcio tem um pH fortemente alcalino de 12 .[45]

Plantas de Rhus

As plantas de Rhus são enriquecidas com taninos e ácidos gálicos. Os taninos apresentam propriedades antibacterianas e antifúngicas[26] . O ácido gálico ajuda a curar a inflamação perirradicular. Também ajuda a abrir os túbulos dentinários obliterados .[28]

Nissin

Trata-se de um péptido antimicrobiano natural obtido a partir da subespécie Streptococcus lactis. Exerce atividade antimicrobiana contra uma grande variedade de esporos bacterianos. Também foi demonstrado que é potencial na erradicação de E.faecalis e superior ao hidróxido de cálcio.[43] Mahendra M et al, em 2016, efectuaram um estudo para avaliar a eficácia de Nissin, neem, própolis, hidróxido de cálcio e PRP quando utilizados como medicamento intracanal contra E. faecalis. Os resultados mostraram que o Nissin produziu melhores resultados do que os outros agentes testados .[26]

Citrus limonum - Solução de limão

A solução de limão tem um pH de 2,21 com uma acidez mais baixa. É eficaz na limpeza da camada de esfregaço, actuando assim como um agente quelante. A solução de limão fresco tem uma propriedade antibacteriana que a torna um medicamento ideal para o canal radicular sem quaisquer efeitos secundários. Abuziad & Eissa et al efectuaram um estudo no qual a solução de limão fresco demonstrou ter uma grande eficácia antibacteriana contra E. faecalis e, por conseguinte, pode ser utilizada como medicamento intracanal .[28]

Vaccinium macrocarpon - Arando

Nos tempos antigos, o arando era utilizado para tratar dores de estômago, escorbuto e outras doenças do fígado[46] . Possui numerosos ingredientes biologicamente activos, como flavonóides, fenóis, antocianinas e taninos condensados. Têm propriedades antibacterianas, antimicrobianas e antiadesivas, impedindo assim a inibição de muitos agentes patogénicos e biofilmes. Os compostos presentes no arando previnem a formação de ácido e reduzem a incidência de cáries dentárias. Como o sumo de arando é naturalmente muito ácido, pode provocar a erosão dos dentes se for utilizado com demasiada frequência, o que pode provocar dor e sensibilidade nos dentes .[47]

Papaína

A papaína é uma enzima cisteína proteolítica que provém d o látex das folhas e dos frutos da papaia verde adulta. Apresenta efeitos bacteriostáticos e bactericidas significativos. No estudo de Anug Bhardwaj et al, foi comparada a eficácia antimicrobiana de extractos naturais de M.citrifolia, papaína, gel de A.vera, CHX a 2% e hidróxido de cálcio contra E.faecalis. Nesse caso, a papaína produziu resultados significativos em comparação com a CHX do que os outros agentes testados .[48]

Eucalyptus globulus - Eucalipto

É um óleo essencial obtido da folha do eucalipto. Tem actividades anti-inflamatórias e antibacterianas que podem ser utilizadas como veículo para medicamentos intracanais[49] . Estudos relataram que o óleo de eucalipto em concentração pura foi eficaz contra Pseudomonas aeroginosa e Escherichia coli. Considerando o potencial antimicrobiano do óleo essencial de eucalipto contra microrganismos resistentes, espera-se que a sua associação com o hidróxido de cálcio contribua para o controlo das infecções endodônticas .[50,51]

Psidium guajava - Goiaba

As folhas da goiabeira são ricas em guajaverina, que inibe a formação de S.mutans e Staphylococcus aureus, que conduzem à placa bacteriana. Também contêm compostos fenólicos, vitaminas, álcoois sesquiterpénicos, lineol, taninos, tripentenos e flavonóides. Todos estes ingredientes fazem com que exerçam propriedades anti-inflamatórias, antimicrobianas, antioxidantes e antimutagénicas. O extrato etanólico tem uma maior atividade antimicrobiana .[41]

Riccinus communis - Rícino

É rico em ácido de rícino ou ácido ricinoleico. Pode ser usado como medicamento intracanal e também como irrigante[52] . Em um estudo in vitro realizado por Marcio Carneiro Valera et al, foi constatado que a mamona foi capaz de destruir a Candida albicans e também reduziu significativamente a quantidade de E. faecalis. Noutro estudo realizado por Lucas da Fonseca Roberti Garcia et al, observou-se que a pasta de hidróxido de cálcio e óleo de rícino tinha melhor atividade do que a pasta de hidróxido de cálcio e propilenoglicol contra os microrganismos normalmente encontrados em infecções endodônticas .[53]

Carvacol

O carvacrol (isómero do timol) está presente no óleo essencial de Origanum vulgare, que é um óleo vegetal comestível utilizado em produtos alimentares. Tem um amplo espetro de atividade antibacteriana; actua inibindo a atividade da ATPase e aumentando a permeabilidade não selectiva das membranas celulares bacterianas. Por conseguinte, não só inibe a colonização microbiana, como também torna os micróbios mais sensíveis aos agentes antibacterianos[40] . Tem um efeito antibacteriano contra a família Enterobacteriaceae, incluindo Escherichia coli, Salmonella enteritidis e Salmonella essen. Foi comprovado o efeito antibacteriano do carvacrol e do seu isómero timol contra seis estirpes bacterianas padrão ATCC, incluindo E. faecalis. O carvacrol tem também efeitos anti-inflamatórios.

Pode conter a enzima elastase neutrofílica e suprimir a produção de prostaglandinas. O carvacrol tem uma ação inibidora sobre a E. coli e a Pseudomonas aeruginosa[39] . A causa da propriedade antimicrobiana é atribuída à ação em vários alvos na célula bacteriana e à rutura da membrana celular bacteriana. Também ajuda na reparação dos tecidos periapicais. Esta propriedade deve-se à presença do componente fenólico, que estimula as fibras pulpares, fenómeno conhecido como hormese .[38]

Casearia sylvestris Sw. (Gulkhair - Café selvagem)

O extrato alcoólico de C. sylvestris constitui uma fonte rica de inibidores da fosfolipase A2, que reduzem a fase aguda do processo inflamatório e prolongam a fase regenerativa. Oferece uma vasta gama de utilizações como cicatrizante, anti-sético, antiulceroso, diurético, tónico, estimulante e antimicrobiano. Apresenta-se como um medicamento intracanal alternativo.

Assim, as formulações à base de plantas são vantajosas em muitos aspectos. São seguras, facilmente disponíveis, têm um prazo de validade mais longo, são económicas e, sobretudo, não apresentam resistência microbiana até à data. Os substitutos à base de plantas têm efeitos secundários negligenciáveis ou quase inexistentes. Desde a antiguidade, a Ayurveda tem sido muito popular na utilização destas ervas. Estas plantas medicinais têm propriedades anti-inflamatórias, antibacterianas e antioxidantes que inibem grandemente os agentes patogénicos sem afetar os tecidos dentários. Não só curam como também protegem, aumentando a imunidade. Atualmente, a utilização de extractos naturais em produtos dentários ganhou popularidade devido a uma inclinação para o tratamento natural utilizando a imunidade .[28]

Avanços recentes

Os recentes avanços em vários domínios levaram ao desenvolvimento da introdução de novos medicamentos, bem como à modificação dos existentes e do seu modo de aplicação. Devido aos avanços nos campos da medicina e da investigação, foram introduzidas novas abordagens para a desinfeção do canal radicular, como a desinfeção fotoactivada, os ultra-sons, o endox, o ozono, os lasers e a água electroquimicamente activada. Por conseguinte, para inativar esta carga inflamatória bacteriana, tem de ser utilizada medicação intracanal antibacteriana de longa duração entre as consultas de endodontia[12] . Alguns destes avanços são os seguintes:

Pasta dupla de antibióticos e Pasta tripla de antibióticos modificada:

A pasta antibiótica tripla inclui minociclina, metronidazol e ciprofloxina. Esta combinação de pasta antibiótica tripla é necessária para cobrir a flora diversificada dos microrganismos capazes de produzir infeção. O principal inconveniente da utilização da pasta tripla de antibióticos é o facto de um dos constituintes da pasta tripla de antibióticos, ou seja, a minociclina, poder provocar a descoloração dos dentes. Para ultrapassar este inconveniente, a minociclina foi removida da pasta antibiótica tripla, tornando-a numa pasta antibiótica dupla. A utilização de uma pasta antibiótica dupla que omita a minociclina pode ser experimentada, mas conduz a uma eficácia antimicrobiana comprometida. A doxiciclina e o cefaclor podem ser utilizados como substitutos, mas a descoloração persiste .[75]

Em vez disso, foi adicionada a clindamicina e esta combinação foi utilizada como a pasta antibiótica tripla modificada (mTAP). A clindamicina é uma lincosamida bacteriostática conhecida pela sua eficácia contra um amplo espetro de bactérias endodônticas (ou seja, aeróbios gram-positivos e a maioria das bactérias anaeróbias). O TAP com clindamicina não induziu qualquer descoloração visível. O MTAP contendo clindamicina em vez de minociclina tem a vantagem adicional de causar uma redução significativamente menor na microdureza quando comparado com o TAP convencional .[23]

Desinfeção foto-activada:

Uma técnica mais recente de desinfeção foto-activada pode ser utilizada para desinfetar o sistema de canais. O cloreto de tolonio é o agente fotoactivo utilizado nesta técnica de desinfeção fotoactivada. É utilizado em aplicações endodônticas devido à sua eficácia antimicrobiana. Esta técnica funciona através da ativação da molécula do fotossensibilizador pelo laser vermelho, que emite uma radiação de 635 nm de comprimento de onda. A luz é introduzida no canal radicular dirigindo-a para a ponta de uma pequena fibra ótica flexível com uma potência máxima de 100 m W que garante a inofensividade para o tecido adjacente. O oxidante forte pode atuar em múltiplos alvos numa célula microbiana gerada durante o processo, resultando em danos nas membranas, inativação de enzimas e danos no ADN genómico e plasmídico, causando a morte instantânea. Esta unidade não gera calor a um nível que possa danificar os tecidos orais circundantes. Esta técnica funciona com base no princípio de danificar a membrana celular dos microrganismos, bem como de danificar o ADN. Uma das potenciais aplicações médicas da LAT (terapia activada por luz) é o combate à infeção humana localizada medicada com biofilme .[59]

Endox:

Ao emitir impulsos eléctricos de alta frequência, o sistema endodôntico Endox esteriliza o canal radicular. O sistema endodôntico Endox pode eliminar tanto a polpa como as bactérias de todo o canal radicular, como afirma o fabricante, e a esterilização ocorre como resultado da fulguração. Foi relatado, citando um estudo recente, que sem limpeza mecânica, a unidade não foi capaz de eliminar o tecido pulpar do canal radicular. Os autores afirmaram que a unidade pode ser utilizada como substituto da limpeza e moldagem tradicionais, sem recomendar os impulsos eléctricos de alta frequência como único tratamento endodôntico .[60]

Óleo ozonizado:

Várias formas de ozono - gasoso, à base de água e óleo - têm sido utilizadas como irrigante e medicamento intracanal na desinfeção dos canais radiculares. Verificou-se que a terapia com ozono é mais eficiente em bactérias anaeróbias, que são as espécies predominantes na cavidade oral. Entre estes, a água ozonizada é menos citotóxica do que o ozono gasoso e outros irrigantes como NaOCl, CHX e H_2O_2, mas não tem efeito residual (meia-vida 40min, 20ºc) e precisa de ser preparada de fresco .[72,73]

O óleo ozonizado, devido à sua viscosidade, permanece no canal radicular por períodos prolongados, facilitando assim a sua utilização como medicamento intracanal. A utilização de óleo ozonizado ainda não é muito utilizada em medicina dentária e foram efectuados muito poucos estudos sobre a sua utilização. O óleo de sésamo foi selecionado neste estudo devido à sua relação custo-eficácia, propriedades antimicrobianas, semi-vida prolongada e efeito cicatrizante. Para além do óleo de sésamo, vários extractos de plantas, ozonídeos de azeite, óleo de rícino, óleo de amêndoa, óleo de cartamo, óleo de amendoim, óleo de jojoba, óleo de macadâmia, teobromaoil, óleo de soja, óleo de coco, óleo de linhaça, óleo de cardo, óleo de gérmen de trigo, óleo de cróton, óleo de cártamo, óleo de abacate, manteiga de murmuru, manteiga de cupuaçu, Triglicérido caprílico/cáprico, manteiga de karité, óleo de farelo de arroz, óleo de argão, óleo de camélia, óleo de sementes de roseira brava, óleo de noz de dilo, óleo de romã, óleo de sementes de framboesa vermelha, óleo de onagra, óleo de moluccana, óleo de palmarosa, óleo de pau-rosa, óleo de sementes de girassol, óleo de sementes de abóbora, óleo de uva e óleo de soja também foram utilizados .[74]

Nisin:

Nisina produzida por manchas de lactococcus lactis. Trata-se de um péptido antimicrobiano natural e de uma bacteriocina de classe I. A nisina tem sido amplamente utilizada há mais de 40 anos como conservante alimentar, sendo segura para o ser humano. Devido à interação com a membrana fosfolipídica da célula bacteriana alvo, o modo de ação da nisina é indiscutível. Pode interromper a membrana celular, persuadindo a fuga de pequenos conteúdos intracelulares de

a célula .[60]

Guta-percha medicada:

Iodofórmio: O IGP contém 10% de iodofórmio (CHI_3), uma substância cristalina, solúvel em clorofórmio e éter, mas pouco solúvel em água. Interagem com as paredes celulares dos microrganismos, provocando a formação de poros ou gerando interfaces sólido-líquido ao nível das membranas lipídicas, o que leva à perda de material do citosol e à desnaturação das enzimas. Diz-se que inibe o crescimento de Staphylococcus aureus, Streptococcus sanguis, Actinomyces odontolyticus e Fusobacterium nucleatum, mas não de Enterococcus faecalis, Escherichia coli e Pseudomonas aeruginosa .[68]

As pontas de Gutta percha de hidróxido de cálcio (CGG) combinam a eficácia do hidróxido de cálcio e a bio-inércia da GP para serem utilizadas como medicamentos intracanais temporários. A ação está diretamente correlacionada com o pH, que é influenciado pela concentração e pela taxa de libertação de iões hidroxilo. Quando utilizado como um medicamento intracanal na terapia endodôntica, a humidade no canal ativa o hidróxido de cálcio e o pH no canal aumenta para o nível de 12+ em poucos minutos. Os efeitos antimicrobianos resultantes podem ser evidentes no espaço de 1-4 semanas. Estão disponíveis no mercado novas pontas de guta-percha que contêm $Ca(OH)_2$ numa concentração de 50% a 51% em vez de óxido de zinco, o que facilita a colocação e a remoção do $Ca(OH)_2$.[69]

A Tetracycline Gutta percha (TGP) contém 20% de GP, 57% de óxido de zinco, 10% de tetraciclina, 10% de sulfato de bário e 3% de cera de abelha. Permanecem inertes até ao contacto com os fluidos dos tecidos; são activados e ficam disponíveis para inibir quaisquer bactérias que permaneçam no canal radicular ou que entrem no canal através de fugas. O maior efeito antimicrobiano foi observado em S. aureus e menos em E. faecalis e P. Aeruginosa .[70]

A clorexidina (CHX) é um agente anti-infecioso de largo espetro que é uma bis-guanida catiónica sintética. Actua através da interação entre a molécula de CHX carregada positivamente e os grupos fosfato carregados negativamente nas paredes celulares microbianas, provocando uma alteração do equilíbrio osmótico. A CHX é bacteriostática (0,2%) e bactericida (2%) e pode penetrar na parede celular microbiana alterando a sua permeabilidade. Sabe-se que as pontas GP impregnadas de clorexidina (pontas Activ) são eficazes contra E. faecalis e Candida albicans .[71]

O cloreto de cetilpiridínio (CPC), um composto de amónio quaternário e um tensioativo catiónico, tem sido utilizado em produtos anti-sépticos e medicamentos. Embora os mecanismos antimicrobianos do CPC não sejam bem compreendidos, parece danificar as membranas microbianas, acabando por matar os micróbios. A adição de CPC melhorou a propriedade antimicrobiana do GP em proporção à quantidade adicionada. No entanto, este GP ainda não está disponível comercialmente .[67]

Nanopartículas:

As nanopartículas de prata (tamanho 20 nm) podem ser misturadas com hidróxido de cálcio, que demonstrou uma maior ação antibacteriana quando o hidróxido de cálcio é utilizado sozinho ou em combinação com a clorexidina. Um produto comercialmente disponível NanocarePlus Silver and Gold (NanoCare Dental, Nanotechnology, Katowice, Polónia) demonstrou propriedades antimicrobianas promissoras como medicamento intracanal .[30]

Vidro bioativo:

A utilização de vidro bioativo como medicamento intracanal é uma questão de investigação. As concentrações do vidro utilizado consistiam em 53% de SiO_2, 23% de Na_2O, 20% de CaO e 4% de P_2O_5, tendo sido preparado a partir de Na_2CO_3, $CaHPO_4$, H_2O, $CaCO_3$ e areia belga de qualidade reagente.[12] O seu tamanho varia de 20 a 60 nm. Verificou-se que o vidro bioativo é eficaz na desinfeção de bactérias dos canais radiculares, mas a sua ação não está relacionada com o pH e a dentina não parece alterar o seu efeito .[59]

As suas vantagens incluem:

- pH alcalino: o pH aumenta devido à libertação de iões num meio aquoso
- Efeitos osmóticos: A presença de uma pressão osmótica elevada superior a 1% é fatal para muitos microrganismos.
- Precipitação de fosfato de cálcio: Resulta na mineralização da superfície desmineralizada do esmalte.
- De natureza altamente amorfa

Waltimo et al., depois de realizarem o seu estudo in vitro utilizando a preparação ideal de soluções de vidro bioativo para a desinfeção de canais radiculares, afirmaram que a combinação de uma orientação de pH elevado com um fluxo constante de materiais alcalinos provou ser mais eficaz. **Sinvastatina:** Nos últimos tempos, a sinvastatina também é utilizada como medicamento intracanal no tratamento de fissuras dentárias devido à sua capacidade de estimular a formação de dentina. As propriedades anti-inflamatórias, antimicrobianas, antioxidantes e de cicatrização de feridas/ossos da sinvastatina podem explicar a cicatrização e o rápido alívio da dor após a aplicação do material no interior do canal .[65]

Nitrofurantoína:

A nitrofurantoína (Nit) é um composto sintético de nitrofurano. Tem um amplo espetro de atividade antibacteriana e é bactericida e bacteriostática contra microrganismos, sendo eficaz contra a maioria dos organismos gram-positivos e gram-negativos. Devido à sua atividade eficaz contra a E.fecalis, pode ser utilizado como medicamento intracanal .[66]

É um agente antibacteriano bem conhecido, amplamente utilizado como tratamento antibiótico oral para infecções do trato urinário (ITU). Além disso, é o medicamento de eleição para o tratamento de infecções causadas por agentes patogénicos multirresistentes. A nitrofurantoína é o fármaco de eleição contra a FE e tem sido utilizada durante um longo período em infecções do trato urinário e infecções crónicas e recorrentes causadas pela FE. A nitrofurantoína é um antibiótico único, possuindo um anel de hidantoína com uma cadeia lateral de furanilo nitro-substituído, que será metabolizado pelas bactérias para produzir compostos reactivos que têm uma ação bactericida sobre as bactérias. Ao contrário de outros agentes antibacterianos, o Nit tem um mecanismo de ação único. O Nit desnatura as proteínas ribossómicas bacterianas após ter sido reduzido pelas flavoproteínas bacterianas; este fenómeno repete-se com outras macromoléculas bacterianas. Como consequência, haverá supressão de muitos processos essenciais no interior das bactérias, como o metabolismo energético aeróbico, a síntese da parede celular, a síntese de ADN, a síntese de proteínas e a síntese de ARN. Devido a este enorme âmbito de mecanismos de supressão, existe uma possibilidade muito reduzida de desenvolver resistência bacteriana ao Nit .[65]

N-acetilcisteína:

A N-acetilcisteína (NAC), recentemente introduzida como medicamento intracanal, é um derivado do aminoácido L-cisteína. É um antioxidante que contém tiol e um agente mucolítico. É um medicamento não antibiótico com propriedades antibacterianas que diminui a formação de biofilme por uma variedade de bactérias .[64]

A NAC exerce uma atividade anti-inflamatória[61] , uma vez que tem a capacidade de inibir a expressão e a libertação de uma variedade de citocinas pró-inflamatórias. A solução de NAC é considerada um quimioprotector eficaz e é utilizada para proteger a polpa e os tecidos perirradiculares circundantes. A NAC inibe o crescimento e erradica o biofilme de E.faecalis[62] . Reduz eficazmente a produção de polissacáridos extracelulares, interrompe biofilmes maduros e, por conseguinte, diminui o potencial de adesão das bactérias às superfícies .[63]

Potencial de irritação dos medicamentos

As substâncias aplicadas na polpa têm fácil acesso aos tecidos periapicais e à circulação sistémica. Assim, os produtos químicos farmacologicamente activos, que incluem todos os medicamentos, devem ser utilizados com precaução. Os efeitos secundários dos medicamentos aumentam o risco de complicações vasculares devido às suas propriedades físico-químicas, farmacológicas e de formulação galénica. Substâncias muito ácidas ou hiperosmolares podem resultar em necrose direta dos tecidos no local da injeção com obliteração do fluxo vascular .[7]

Os fenóis ou derivados do fenol, como o paramonoclorofenol e o cresol, costumavam ser os medicamentos intracanais mais utilizados entre consultas. Eram frequentemente misturados com cânfora para formar soluções canforadas, a fim de libertar o fenol a um ritmo mais lento e tornar estes compostos um pouco menos cáusticos[8] . Os fenólicos, em particular, possuem um odor pungente e um sabor desagradável. Estes medicamentos são absorvidos pela restauração provisória e penetram na cavidade oral. Os doentes referem um sabor medicinal desagradável; muitos consideram-no muito desagradável.

Alguns dentistas acreditam que, se um paciente relatar um mau gosto, o vedante temporário está defeituoso e irá vazar saliva para o canal. A combinação de toxicidade elevada e eficácia clínica limitada exclui os compostos à base de fenol da lista recomendada de medicamentos antibacterianos intracanais contemporâneos. No entanto, ainda é frequentemente utilizado, em concentrações muito baixas (diluição 1: 5 da fórmula de Buckley contendo 19% de formaldeído e 35% de cresol), durante procedimentos de pulpotomia em crianças .[9]

O cresol é frequentemente misturado com formaldeído para dar formocresol. Todos estes compostos coagulam indiscriminadamente o conteúdo celular e causam necrose dos tecidos por contacto. Está provado que estes compostos são irritantes para os tecidos e altamente tóxicos.

Qualquer produto químico que mate as bactérias também mata as células hospedeiras. Os fenólicos e os aldeídos são geralmente potentes destruidores de células. Outro potencial efeito secundário adverso é a alergenicidade. Alguns medicamentos actuam como haptenos e alteram os tecidos para se tornarem substâncias estranhas, o que provoca uma resposta imunitária. Esta ação pode ser responsável pelos seus efeitos adversos localizados na polpa ou nos tecidos periapicais. Nem o hidróxido de cálcio nem os compostos esteróides apresentam toxicidade significativa. Foi relatado que o hidróxido de cálcio tem um efeito prejudicial nos tecidos periodontais quando utilizado como medicamento intracanal durante a terapia endodôntica de rotina .[7]

O hidróxido de cálcio tem sido considerado mais bem sucedido como medicamento intra-canal, mas tem algumas limitações e é difícil removê-lo completamente das paredes do canal radicular antes da obturação, o que pode afetar negativamente a qualidade do selamento apical. Relatórios recentes também sugerem que, devido à sua forte alcalinidade, pode desnaturar os grupos carboxilato e fosfato, levando a um colapso na estrutura da dentina. Por conseguinte, não é recomendado para períodos prolongados. Além disso, não eliminou totalmente as bactérias do sistema de canais radiculares.

Embora a concentração de infiltrados inflamatórios no espaço periodontal seja reduzida pelos corticosteróides, estes também interferem com a síntese de proteínas. O resultado é que a infeção se torna extensa e a reparação pode ser atrasada ou prejudicada.

Em relação à descoloração dos dentes, Kim et al relataram que a possibilidade de descoloração estava associada ao modo de aplicação e à influência da luz solar na descoloração de dentes maduros. Eles afirmaram que o ledermix produziu uma coloração marrom-acinzentada escura nos dentes quando expostos à luz solar após 12 semanas, e também que as manchas pioraram quando as pastas de ledermix foram usadas para preencher a câmara pulpar em comparação com os dentes que foram preenchidos até a área abaixo da junção cemento-esmalte (JCE) .[77]

As sulfonamidas, como a sulfanilamida e o sulfatiazol, tendem a causar uma descoloração amarelada dos dentes. A pasta de clindamicina presente na odontopaste, quando utilizada como penso intracanal, tem um bom efeito antibacteriano, no entanto, não tem propriedades anti-escorpitivas. A utilização incorrecta de antibióticos como medicamentos intracanais leva ao desenvolvimento de estirpes bacterianas resistentes, reacções alérgicas, inibição da angiogénese e coloração ou descoloração dos dentes .[78]

A comparação da concentração ED50 para cada agente em todos os tipos de células produziu uma ordem de classificação da toxicidade, mostrando que a clorexidina é o agente antissético menos tóxico[79] . Embora a sensibilidade à CHX seja rara, a dermatite de contacto é uma reação adversa comum à CHX. Para além disso, a CHX está sujeita a uma série de efeitos secundários raros, como gengivite descamativa, descoloração dos dentes e da língua ou disgeusia (distorção do paladar). O contacto com a conjuntiva pode causar danos permanentes e o contacto acidental com o tímpano pode causar ototoxicidade .[80]

Foram notificados sintomas de hipersensibilidade imediata, incluindo reacções anafiláticas, após tratamento tópico com clorexidina. O NaOCl (solução de Dakins) é altamente tóxico em concentrações elevadas e tende a induzir irritação dos tecidos por contacto. Kozol et al., em 1988, provaram que a solução de Dakin é prejudicial para a quimiotaxia dos neutrófilos e tóxica para os fibroblastos e as células endoteliais.

Para avaliar corretamente a toxicidade de qualquer agente farmacológico, é necessário ter em consideração a quantidade do agente utilizado e a forma como é utilizado clinicamente. Torneck enfatizou a importância de considerar estes factores ao avaliar os medicamentos intracanais. Nos últimos anos, a tendência tem sido a utilização de pequenas quantidades de medicação colocadas apenas dentro da câmara pulpar. O uso de um medicamento intracanal clinicamente tóxico poderia, teoricamente, causar um atraso na cicatrização periapical. É improvável que este grau de irritação do tecido periapical possa ocorrer sem um aumento associado de

dor interapontamentos. Assim, a utilização de medicamentos intracanais em quantidades suficientes e mínimas promove a cicatrização periapical, ultrapassando os seus efeitos tóxicos .[9]

Frequência de utilização dos medicamentos

Para serem eficazes, a maioria dos agentes deve permanecer quimicamente ativa durante o período entre as consultas. Os fenólicos dissipam-se e podem perder a sua atividade no espaço de 24 horas. O hidróxido de cálcio mantém a atividade antimicrobiana durante períodos prolongados e pode inibir o recrescimento das bactérias. A duração da atividade dos esteróides é desconhecida. Os sistemas de libertação sustentada de vários medicamentos intracanais foram avaliados in vitro, mas a sua eficácia clínica não foi claramente demonstrada. A substantividade das tetraciclinas foi demonstrada até, pelo menos, 12 semanas e o MTAD demonstrou durar até 4 semanas. Além disso, a aplicação de MTAD em dentina irrigada com NaOCl a 1,3% pode reduzir a sua substantividade .[6]

De acordo com os princípios gerais do tratamento dos canais radiculares, o penso desinfetante deve ser renovado de preferência numa semana e não mais de 2 semanas, porque os pensos se diluem com os exsudados periapicais e são decompostos por interação com os microrganismos. Muitos endodontistas preferem efetuar um penso num canal radicular com um algodão medicado do qual foi removido o excesso de medicamento. Os vapores provenientes do medicamento são suficientes para desinfetar a cavidade pulpar .[7]

A exclusão do ponto absorvente permite espaço no canal para a recolha de exsudados fluidos, reduz a oportunidade de irritação periapical devido à extensão involuntária do

medicament or absorbent point into the periapical tissue, eliminates the probable problem of removing a wedged, saturated absorbent point form the root canal during the subsequent visit, and reduces treatment time. O canal é selado após a colocação de uma segunda pelota de algodão seco esterilizado sobre a pelota medicada, ou após a colocação de um vedante de paragem temporária sobre a pelota medicada e completando o vedante duplo com um vedante externo temporário de Cavit, cimento de óxido de zinco eugenol ou IRM .[7]

Revisão da literatura

1. Brahmananda Dutta et al, em 2017, realizaram um estudo para comparar a eficácia antimicrobiana de $Ca(OH)_2$,$Ca(OH)_2$ com 2% de CHX, pasta antibiótica tripla, pasta antibiótica tripla com 2% de CHX como medicamentos intracanais em 48 dentes decíduos não vitais que foram divididos em 4 grupos e a cavidade foi p r e e n c h i d a com Metapex e restaurada com GIC. Os resultados mostraram que todos os 4 grupos exibiram uma redução significativa na contagem de E. Faecalis, comparativamente mais no grupo da pasta antibiótica tripla, com inibição bacteriana máxima no grupo da pasta antibiótica tripla com 2% de CHX. Concluíram que a combinação de agentes utilizados como medicamento intracanal é definitivamente melhor do que o $Ca(OH)_2$ devido a um efeito aditivo ou sinérgico.

2. Farzaneh Afkhami et al, em 2018, realizaram um estudo para avaliar a descoloração coronal devido a $Ca(OH)_2$, mistura de $Ca(OH)_2$ e CHX, pasta antibiótica tripla em 70 dentes extraídos de canal único que foram posteriormente divididos em 2 subgrupos com base na quantidade de canal preenchido. Os resultados mostraram que a maior alteração de cor foi observada aos 3 meses no subgrupo de 3 misturas e nenhuma alteração no grupo do hidróxido de cálcio. Concluíram que os medicamentos intracanais podem induzir a descoloração do dente e que a utilização da pasta 3 mix deve ser breve e deve ser cuidadosamente limpa depois, uma vez que a presença de minociclina na pasta provoca descoloração.

3. Tugba Turk et al, em 2015, realizaram um estudo para avaliar a eficácia dependente do tempo da pasta antibiótica tripla, da pasta antibiótica dupla e do $Ca(OH)_2$ como medicamentos intracanais utilizados na revascularização pulpar na resistência à deslocação do MTA em 192 dentes maxilares extraídos que foram seccionados e divididos aleatoriamente em 4 grupos. Após a remoção dos medicamentos, o MTA foi colocado no terço coronal das raízes. Os resultados mostraram que o fator tempo apresentou um efeito significativo na resistência à deslocação do MTA, tendo sido demonstrado um efeito desfavorável pela pasta antibiótica tripla e pela pasta antibiótica dupla e nenhum efeito foi demonstrado pelo $Ca(OH)_2$. Concluíram que o tipo e a duração intracanal dos medicamentos devem ser cuidadosamente escolhidos para proporcionar o máximo efeito antimicrobiano, criando simultaneamente um ambiente favorável à fixação das células estaminais e à adesão do MTA.

4. Rithima R. Sokhi et al, em 2017, realizaram um estudo para avaliar o efeito da $Ca(OH)_2$ - solução salina, 2% CHX com $Ca(OH)_2$ como medicamentos intracanais na capacidade de selamento apical da obturação com AH plus - guta-percha em 100 dentes extraídos de raiz única que foram divididos aleatoriamente em 2 grupos de controlo e 4 grupos experimentais com base no seu tratamento com $Ca(OH)_2$ - solução salina, 2% CHX com $Ca(OH)_2$, Vitapex, AH plus -

guta-percha. Os espécimes foram imersos em t i n t a da Índia e desmineralizados. Os resultados mostraram que o $Ca(OH)_2$ - 2% CHX tem, comparativamente, maior microinfiltração. Concluíram que todos os grupos com ou sem medicamento apresentaram fugas apicais e que o veículo utilizado para transportar $Ca(OH)_2$ pode influenciar significativamente a capacidade de selamento apical.

5. Mohammad Asnaashari et al, em 2019, realizaram um estudo para comparar a eficácia dos métodos de desinfeção do canal radicular utilizando a terapia fotodinâmica, a pasta antibiótica tripla modificada, o $Ca(OH)_2$ em 62 dentes extraídos de raiz única, em que as amostras foram divididas em 2 grupos de controlo e 3 grupos experimentais e biofilmes recolhidos para comparar a suspensão microbiana. Os resultados mostraram que a quantidade de CFU/mg é mais reduzida pela terapia fotodinâmica do que pelo $Ca(OH)_2$. Concluíram que a terapia fotodinâmica provoca a redução do biofilme e inibe o crescimento de E.faecalis e que a pasta de antibiótico triplo modificada na concentração de 1mg/ml eliminou completamente as bactérias.

6. Selva Balaji et al, em 2018, realizaram um estudo para avaliar a fuga coronal de $Ca(OH)_2$ com CHX a 0,2%, pasta antibiótica tripla como medicamentos intracanais com 2 materiais de preenchimento temporário diferentes em 55 dentes que foram divididos em 3 grupos com base no seu tratamento com $Ca(OH)_2$ com solução de CHX a 0,2%, pasta antibiótica tripla e o dente foi restaurado temporariamente com MD temp e IRM. Os resultados mostraram que a menor fuga coronal foi observada com a pasta antibiótica tripla com MD temp e pasta antibiótica tripla com IRM. Concluem que a pasta antibiótica tripla foi considerada o medicamento intracanal mais eficaz com um selamento coronal adequado, independentemente do material de obturação temporário utilizado.

7. Elif Aybala Oktay et al, em 2018, realizaram um estudo para avaliar os efeitos de vários agentes de regeneração endodôntica, como $Ca(OH)_2$, pasta de antibiótico duplo, pasta de antibiótico triplo, pasta de antibiótico triplo com amoxicilina, na resistência de união do material de reparação radicular de sequência final (ERRM) à dentina radicular em 55 dentes de raiz única que foram divididos aleatoriamente em 5 grupos e o ERRM foi aplicado a todos os espécimes. Utilizou-se o teste de push out para medir a resistência da ligação. Os resultados mostraram que a força de ligação do $Ca(OH)_2$ foi significativamente superior à dos outros grupos. Concluíram que o $Ca(OH)_2$ pode melhorar a força de ligação e a adesão do ERRM à dentina.

8. H.K. Haapasalo et al, em 2000, realizaram um estudo para investigar a inativação de medicamentos locais para o canal radicular pela dentina em pó de terceiros molares, testando-os com uma solução saturada de $Ca(OH)_2$, 1% de NaOCl, 0,5% e 0,05% de acetato de CHX, 2/4% e 0,2%/0,4% de iodeto de potássio. Os resultados mostraram que o pó de dentina teve um efeito inibitório em todos os medicamentos testados. Concluíram que o efeito inibitório do pó de

dentina sobre os medicamentos intracanal depende da concentração e do tempo de ação do medicamento.

9. Manavalan Madhana Madhubala et al, em 2011, realizaram um estudo para avaliar e comparar a atividade antimicrobiana do $Ca(OH)_2$, da mistura triantibiótica e da própolis sobre E. fecalis em 120 incisivos permanentes extraídos, que foram divididos aleatoriamente em 5 grupos. Os resultados mostraram que a redução percentual na contagem de colónias foi máxima para a própolis devido à sua composição, seguida da mistura triantibiótica e do $Ca(OH)_2$. Concluíram que a própolis foi mais eficaz do que a mistura triantibiótica contra E. faecalis inicialmente e ambas foram igualmente eficazes aos 7 dias.

10. Armita Rouhani et al, em 2018, realizaram um estudo para avaliar a quantidade de materiais residuais nas paredes do canal após a utilização de $Ca(OH)_2$, pasta antibiótica tripla e própolis como medicamentos em dentes naturais de ápice aberto em 45 pré-molares de raiz única que foram divididos aleatoriamente em 3 grupos e restaurados com obturações temporárias. Os resultados mostraram que a quantidade residual de $Ca(OH)_2$ foi significativamente maior do que a própolis e não significativamente maior do que a pasta antibiótica tripla. Concluíram que o própolis é superior ao $Ca(OH)_2$ e à pasta tripla de antibióticos na capacidade de remoção do sistema de canais radiculares dentro do ápice aberto.

11. Sahar Shakonie et al, em 2017, realizaram um estudo para comparar os efeitos de $Ca(OH)_2$, pasta antibiótica tripla, Metapex, CHX a 2% como medicamentos intracanais na força de ligação de selantes endodônticos em 104 dentes extraídos de raiz única que foram divididos em 4 grupos. As amostras foram obturadas com guta-percha e cimentos AH26 ou MTA fillapex. Os resultados mostraram que a força de adesão global foi significativamente mais elevada com o AH26 em comparação com o MTA fillapex. As médias máximas de resistência de união registadas com o MTA fillapex - CHX, $Ca(OH)_2$ - AH26 e as médias mínimas foram registadas com o MTA fillapex - Metapex e AH26 - CHX, respetivamente. Concluíram que a resistência de união dos selantes à dentina está sob a influência do pré-tratamento com medicamentos intracanais.

12. E.H. Ehrmann et al, em 2003, realizaram um estudo para avaliar a relação entre o ledermix e a pasta de $Ca(OH)_2$ como medicamentos intracanais e a dor pós-operatória em endodontia em 223 dentes pertencentes a 221 pacientes apresentados como emergências, que foram divididos em 3 grupos e o grau de dor experimentado após 4 horas foi registado. Os resultados mostraram que a dor pós-operatória sentida nos pacientes com ledermix é significativamente menor do que com $Ca(OH)_2$. Concluíram que o ledermix é um medicamento intracanal eficaz para o controlo da dor pós-operatória em endodontia, com um rápido início de redução da dor.

13. Trope M, em 1990, efectuou um estudo para avaliar a relação entre os medicamentos intracanais e os surtos endodônticos em 156 dentes que foram tratados com formocresol, ledermix e $Ca(OH)_2$, independentemente da presença ou ausência de sintomas ou sinais radiográficos de periodontite apical. Os resultados mostraram que 12 surtos ocorreram em dentes com sinais radiográficos de periodontite apical, 6 dos quais ocorreram em casos de retratamento. Concluíram que a incidência de surtos foi independente do medicamento intracanal utilizado.

14. M. M. Menezes et al, em 2003, efectuaram um estudo para avaliar a eficácia do NaOCl, da CHX e de 5 outros medicamentos intracanais, para além da solução fisiológica estéril (SPS), como o $Ca(OH)_2$, o paramonoclorofenol canforado (CPMC), a formalina tricresol, o $Ca(OH)_2$ com CPMC e a furacina PMC em 96 dentes com raízes individuais, que foram divididos em 5 grupos. Os resultados mostraram que o tricresol formalina é menos eficaz em C.albicans e SPS e a furacina PMC é menos eficaz em E. fecalis. Concluíram que a pasta de $Ca(OH)_2$ com CPMC é o medicamento intracanal mais eficaz para a eliminação de E.fecalis e C.albicans. A CHX a 2% foi mais eficaz do que o NaOCl a 2,5% contra a E.fecalis.

15. Ghaeth H. Yassen et al, em 2012, realizaram um estudo para investigar o efeito de 3 medicamentos intracanal utilizados na regeneração pulpar na estrutura química da dentina radicular em vários espécimes expostos a pasta antibiótica tripla, pasta antibiótica dupla (bipaste) e pasta de $Ca(OH)_2$. Os resultados mostraram que os rácios fosfato/amida eram significativamente mais elevados na dentina tratada com $Ca(OH)_2$ e menos na pasta tripla A degeneração ou desmineralização do colagénio da dentina radicular é causada pelo $Ca(OH)_2$ devido à sua natureza altamente alcalina e ao seu peso molecular relativamente pequeno, suficiente para penetrar na matriz de colagénio.

16. Jong Hyun Kim et al, em 2010, realizaram um estudo para conhecer o componente da pasta antibiótica tripla responsável pela descoloração dentária no canal radicular de 28 dentes decíduos extraídos, que foram tratados com pasta antibiótica tripla seguida da adição de um agente de ligação à dentina. Os resultados mostraram que a minociclina é responsável pela descoloração e que o agente de ligação à dentina reduziu a intensidade da descoloração. O estudo concluiu que a minociclina, através do seu mecanismo de quelação, provoca a descoloração do dente, mas não pode manchá-lo, a menos que entre em contacto direto com a dentina coronal.

17. Riyadh et al, em 2014, realizaram um estudo para avaliar o efeito do condicionamento da dentina com medicamentos intracanal na sobrevivência das células estaminais da papila apical (SCAP) em discos de dentina humana de 3,2 mm de diâmetro que foram tratados com pasta antibiótica tripla e pasta antibiótica dupla, $Ca(OH)_2$, solução salina equilibrada de Hanks seguida da colocação de SCAP em matrigel scaffold no lúmen dos discos. Os resultados mostraram que a utilização de pasta antibiótica tripla ou dupla não resultou em SCAP viáveis, mas o $Ca(OH)_2$ aumentou significativamente a sobrevivência e a proliferação de SCAP. O estudo concluiu que o

condicionamento da dentina com $Ca(OH)_2$ promove a sobrevivência e a proliferação do SCAP devido à sua solubilidade e capacidade de libertar factores de crescimento.

18. Nikita B. Ruparel et al, em 2012, realizaram um estudo para avaliar o efeito direto dos medicamentos intra-canal na sobrevivência das células estaminais da papila apical (SCAP), no qual as SCAP foram cultivadas e sujeitas a várias concentrações de pasta antibiótica tripla, pasta antibiótica dupla, pasta antibiótica tripla modificada (ciprofloxacina, metronidazol, cefaclor), augmentina e $Ca(OH)_2$. Os resultados mostraram que o $Ca(OH)_2$ favoreceu a sobrevivência do SCAP em todas as concentrações e que os outros antibióticos reduziram significativamente a sobrevivência do SCAP de forma dependente da concentração. O estudo concluiu que os medicamentos intracanais devem ser utilizados em concentrações que sejam bactericidas e tenham efeitos mínimos na viabilidade das células estaminais, uma vez que uma concentração elevada causa um efeito prejudicial e uma concentração mais baixa causa um efeito favorável.

19. Sorapong Chuensombat et al, em 2013, realizaram um estudo para avaliar os efeitos citotóxicos e a eficácia antibacteriana da combinação de 3 antibióticos em células da polpa de terceiros molares, tratando-as com 3mix ou com cada componente antibiótico individual da 3mix em várias concentrações. Os resultados mostraram que a concentração de 0,024 microgramas/ml gerou a maior viabilidade das células da polpa e a concentração de 0,39 microgramas/ml foi incapaz de erradicar as bactérias. O estudo concluiu que todos os fármacos, exceto o metronidazol, induziram citotoxicidade e que a mistura 3mix gerou maior citotoxicidade em comparação com o fármaco único. A citotoxicidade aumentou de forma dependente da concentração e do tempo.

20. U. Sjogren et al, em 1976, efectuaram um estudo para avaliar a eficácia antimicrobiana do $Ca(OH)_2$ quando utilizado como penso intracanal de curta duração em 30 dentes com raízes simples que foram irrigados com NaOCl a 0,5% e preenchidos com pasta de $Ca(OH)_2$. Os resultados mostraram que o penso de 7 dias eliminou eficazmente as bactérias, enquanto a aplicação de 10 minutos foi ineficaz. O estudo concluiu que a aplicação a curto prazo de $Ca(OH)_2$ é ineficaz, uma vez que os iões hidroxilo não se difundem facilmente através da dentina devido à capacidade de tamponamento da hidroxiapatite.

21. Michael J. Jeansonne et al, em 1994, efectuaram um estudo para comparar a eficácia antimicrobiana do gluconato de clorexidina a 2% e do NaOCl a 5,25% em 62 dentes recém-extraídos, dos quais 19 foram irrigados com clorexidina e 23 com soro fisiológico. Os resultados mostraram que a irrigação com clorexidina ou NaOCl reduziu significativamente a contagem antimicrobiana em comparação com os dentes irrigados com soro fisiológico. O estudo concluiu que a clorexidina a 2% é tão eficaz como o NaOCl como irrigante endodôntico antimicrobiano.

22. Edger Schafer et al, em 2005, efectuaram um estudo para avaliar a eficácia da CHX e do $Ca(OH)_2$ contra a E.fecalis em 10 dentes extraídos de raiz única que foram inseridos com inóculos de E.fecalis e divididos em 3 grupos. Os resultados mostraram que a CHX foi significativamente mais eficaz do que o $Ca(OH)_2$ e a mistura de CHX e $Ca(OH)_2$. Concluíram que a CHX é eficaz na eliminação de E. fecalis devido ao seu efeito antimicrobiano.

23. Mohammad Frough Reyhani et al, em 2015, realizaram um estudo para avaliar os efeitos antimicrobianos de diferentes concentrações de pasta antibiótica tripla no biofilme maduro de E. fecalis em 287 incisivos centrais de raiz única extraídos que estavam infectados com E. fecalis e preenchidos com concentrações de 0,01, 0,1, 1, 10, 100, 1000 mg/ml de pasta antibiótica tripla. Os resultados mostraram que a pasta antibiótica tripla eliminou completamente o E. fecalis nas concentrações de 1000, 100 e 10 mg/ml, ao passo que nas concentrações de 1, 0,1 e 0,01 mg/ml se registou uma redução significativa. O estudo concluiu que a utilização de concentrações mais baixas de pasta de antibióticos triplos a curto prazo poderia erradicar o biofilme de E. fecalis e diminuir os efeitos secundários de concentrações elevadas.

24. Okba Mahmond et al, em 2020, realizaram um estudo para retardar a reação de presa de cimentos à base de silicato de cálcio (CSC) misturando-os com gel de CHX a 2% quando utilizados como medicamento intracanal em 20 raízes individuais com canais rectos que foram preenchidos com medicamento intracanal durante 7 dias. Os resultados mostraram que o tempo de presa dos medicamentos experimentais foi inibido até 84 dias. O estudo concluiu que a adição de 2% de CHX ao CSC retardou a reação de endurecimento e que estes têm propriedades superiores, como a libertação de iões de cálcio e a fluidez, pelo que os medicamentos experimentais têm potencial para serem utilizados como medicamento para o canal radicular.

25. Pegah Sarraf et al., em 2019, realizaram um estudo para avaliar o efeito de $Ca(OH)_2$, $Ca(OH)_2$ com CHX, pasta antibiótica tripla, pasta antibiótica dupla como medicamentos intracanais na resistência de união de arrancamento de pinos de fibra em 65 dentes com raiz única que foram divididos aleatoriamente em 5 grupos e os canais foram preenchidos com guta percha e foi colocado um pino de fibra alterado. Os resultados mostraram que o valor mais elevado da força de ligação foi observado no $Ca(OH)_2$ com CHX e nenhuma alteração significativa na pasta de antibiótico duplo. O estudo concluiu que o $Ca(OH)_2$, o $Ca(OH)_2$ com CHX e a pasta tripla de antibiótico aumentaram a resistência de união do pilar de fibra, uma vez que aumentam a penetração do cimento na dentina radicular.

26. Marta E. Valverde et al, em 2016, realizaram um estudo para avaliar a eficácia antimicrobiana da pasta antibiótica tripla, pasta antibiótica dupla, pasta de base dentária ($Ca(OH)_2$, propilenoglicol, carbonato de cálcio), DBP com 2% de CHX, DBP com 0,2% de cetrimida, CHX, 2,5% de NaOCl em 138 dentes com raízes individuais que foram divididos em 2 grupos com 8 em cada grupo e os espécimes foram inoculados com E.fecalis. Os resultados

mostraram que a eficácia antimicrobiana mínima foi demonstrada pelo NaOCl e a máxima pelas pastas antibióticas triplas e duplas e pelas pastas de cetrimida. O estudo concluiu que as pastas de CHX e cetrimida são tão eficazes como as pastas antibióticas duplas e triplas quando utilizadas como medicamentos intracanais de curta duração.

27. Alexandra Almyroudi et al., em 2002, realizaram um estudo para avaliar a eficácia do $Ca(OH)_2$, CHX, periochip, CHX com $Ca(OH)_2$ como medicamentos intracanais em 50 tetos anteriores extraídos, que foram seccionados e separados em 15 grupos e estão contaminados com E.fecalis. Os resultados mostraram que o $Ca(OH)_2$ foi inicialmente eficaz contra a E.fecalis, mas com o uso prolongado falhou devido à desidratação do medicamento. O estudo concluiu que a CHX e as suas formulações são eficazes na eliminação de E.fecalis.

28. Ali Erdemir et al, em 2004, realizaram um estudo para avaliar o efeito do NaOCl, H_2O_2, H_2O_2 com NaOCl, $Ca(OH)_2$, CHX, formocresol como medicamento para o tratamento do canal radicular na ligação à dentina em 14 dentes extraídos de raiz única que foram obturados com C e B metabond. Os resultados mostraram que o NaOCl e o H2O2 diminuíram a força de ligação à dentina. O estudo concluiu que a CHX é um medicamento eficaz para o tratamento do canal radicular antes da aplicação do adesivo pós-núcleo devido à sua maior força de ligação à dentina.

29. Parvin Mirzakonchei et al, em 2015, realizaram um estudo para avaliar os efeitos da pasta de antibiótico triplo na resistência de ligação à microtração (MTBS) dos adesivos dentinários à dentina em 60 molares extraídos que foram tratados com Adper Single bond plus e adesivo Filtek P90. Os resultados mostraram que existe uma interação significativa entre a dentina e o adesivo na MTBS à dentina. Concluíram que o adesivo de condicionamento e enxaguamento Adper Single bond plus tem um MTBS mais elevado do que o adesivo de condicionamento automático Filtek P90, independentemente da pasta antibiótica tripla.

30. Mewan Salahalddin A. Alrahman et al, em 2019, realizaram um estudo para avaliar a nitofurantoína como medicamento intracanal contra a E. fecalis, em comparação com a pasta antibiótica tripla modificada, em 198 dentes com uma única raiz, que foram divididos em 3 grupos e tratados com várias concentrações de nitrofurantoína e pasta antibiótica tripla modificada. Os resultados mostraram que a nitrofurantoína podia erradicar várias estirpes em diferentes concentrações, mas a pasta antibiótica tripla modificada mostrou a erradicação completa de todas as estirpes apenas a 25 mg/ml. O estudo concluiu que, na concentração de 25 mg/ml, a pasta de nitrofurantoína é eficaz na erradicação completa de E. fecalis devido à sua capacidade de produzir compostos reactivos com ação bactericida.

31. Sharmila Devaraj et al, em 2015, realizaram um estudo para avaliar a eficácia da curcumina fotoactivada, da pasta de antibiótico tripla, da pasta de antibiótico dupla, da clorexidina a 2% e do $Ca(OH)_2$ em E.fecalis em 110 pré-molares mandibulares de raiz única. Os

resultados mostraram que a curcumina activada por luz e a pasta de antibiótico tripla provocaram uma rutura completa da estrutura do biofilme, enquanto a CHX e o $Ca(OH)_2$ não foram significativos. Concluíram que a curcumina demonstrou atividade antibiofilme e antibacteriana contra E.fecalis devido à sua ação instantânea.

32. Patrick Ohara et al, em 1993, efectuaram um estudo para avaliar os efeitos antibacterianos do formocresol, da cresatina, do paraclorofenol canforado, do eugenol, do glutaraldeído e do iodeto de potássio em P.magnus, Propionibacterium, Veillonella, Lactobacillus, P.gingivalis e F.nucleatum. Os resultados mostraram que o formocresol é um agente antibacteriano eficaz e que a cresatina é ineficaz contra todas as espécies bacterianas. O estudo concluiu que o formocresol foi superior nos seus efeitos antibacterianos devido à produção de zonas de inibição maiores.

33. Nimet Gencoglu et al, em 1991, efectuaram um estudo para avaliar a eficácia antibacteriana do $Ca(OH)_2$, do paraclorofenol canforado (CPCP), do cresofeno, do iodeto de potássio com iodo a 2% (IKI) contra S.mutans, Peptostreptococcus, P.gingivalis, F.nucleatum e P.gingivalis. O estudo concluiu que o CPCP, o cresofeno e o $Ca(OH)_2$ são medicamentos antibacterianos eficazes contra as 4 espécies.

34. Em 1980, P.A.Thomas et al realizaram um estudo para avaliar as propriedades antibacterianas do formocresol e do eugenol em diferentes diluições em propilenoglicol contra S.mutans, P.aeruginosa, S.pyrogens, S.fecalis. Os resultados mostraram que o formocresol a 10-20% e o eugenol a 75% têm uma ação bactericida. O estudo concluiu que o propilenoglicol, devido à sua ação antibacteriana, parece ser um veículo adequado para a diluição do formocresol e do eugenol.

35. Flaviana Bombarda de Andrade Ferreira et al em 2006 realizaram um estudo para determinar o efeito antimicrobiano do extrato etanólico de própolis, $Ca(OH)_2$, CPCP, formocresol pelo método de macrodiluição contra P.nigrescens, F.nucleatum, A.israeli, C.perfringens, E.fecalis. Os resultados mostraram que E.fecalis é uma estirpe menos suscetível e que o etanol não influenciou o efeito antimicrobiano da própolis. O estudo concluiu que todos os medicamentos foram eficazes contra todas as estirpes sem diferenças estatísticas.

36. Harold H. Messer et al, em 1984, efectuaram um estudo para avaliar a duração da eficácia do monoclorofenol canforado (CMCP) como medicamento para o canal radicular em 29 dentes molares que foram divididos em 2 grupos. Os resultados mostraram que a perda máxima de medicamento é observada em 1-2 dias após a inserção e a medicação prévia com CMCP reduziu a extensão da sua perda. O estudo concluiu que a rápida perda do medicamento (CMCP) sugere que a sua atividade antibacteriana persiste durante um curto período de tempo.

37. Jose F. Siqueira et al em 1997 realizaram um estudo para avaliar os efeitos antibacterianos da CHX, metronidazol e $Ca(OH)_2$ misturados com diferentes veículos como glicerina, água destilada, paramonoclorofenol canforado (CPMC) em canais radiculares infectados. Os resultados mostraram que o $Ca(OH)_2$ com CPMC foi mais eficaz do que com água destilada ou glicerina. A CHX e o metronidazol são comparativamente menos eficazes. O estudo concluiu que o $Ca(OH)_2$ com CPMC é bom na sua atividade antibacteriana, uma vez que o CPMC aumenta a difusibilidade do $Ca(OH)_2$.

38. Brenda P.F. A. Gomes et al, em 2008, realizaram um estudo para avaliar a ação antimicrobiana da CHX a 2%, $Ca(OH)_2$ com CHX a 2%, $Ca(OH)_2$ com CHX a 2% e ZnO, $Ca(OH)_2$ com soro fisiológico como medicamentos intracanais na superfície externa da raiz em dentes caninos inferiores extraídos, que foram divididos em 2 grupos com base na presença de cemento. Os resultados mostraram que o efeito antimicrobiano máximo foi demonstrado pela CHX a 2% e o mínimo pelo $Ca(OH)_2$ com solução salina. O estudo concluiu que os medicamentos contendo CHX a 2% se difundiram na dentina e atingiram a superfície exterior, exercendo uma ação antimicrobiana.

39. Amna Riaz et al, em 2108, efectuaram um estudo para comparar o $Ca(OH)_2$ e o $Ca(OH)_2$ com 2% de CHX como medicamentos intracanais na resolução da radiolucência apical em dentes maxilares e mandibulares até 1st molar em 60 pacientes que foram divididos em 2 grupos de 30 cada

. Os resultados mostraram que a radiolucência máxima é apresentada pelo $Ca(OH)_2$ com 2% de CHX e a mínima pelo $Ca(OH)_2$. O estudo concluiu que o $Ca(OH)_2$ em combinação com CHX a 2% resulta numa melhor resolução da radiolucência apical devido à sua capacidade de cicatrização.

40. Prasanna Neelakantan et al, em 2007, realizaram um estudo para avaliar a duração efectiva da atividade antimicrobiana do medicamento à base de $Ca(OH)_2$ (Apex Cal) e da CHX a 2% contra E.fecalis, C.albicans, P.gingivalis e P.intermedia. Os resultados mostraram que a CHX apresentou as maiores zonas inibitórias e que a ação antimicrobiana de ambos os medicamentos diminuiu significativamente, sem qualquer ação do $Ca(OH)_2$ após 72 horas. O estudo concluiu que a CHX a 2% mostrou uma melhor atividade antimicrobiana do que o $Ca(OH)_2$ e que a ação antimicrobiana efectiva de ambos os medicamentos diminuiu após 48 horas.

41. R.R.White et al, em 1997, realizaram um estudo para avaliar a atividade antimicrobiana residual após a irrigação do canal com diferentes concentrações de CHX em dentes extraídos com uma única raiz que foram divididos em 2 grupos. Os resultados mostraram que a atividade antimicrobiana estava presente em todos os dentes tratados com CHX a 2% e, comparativamente, num menor número de dentes tratados com CHX a 0,12%. O estudo concluiu

que a CHX instila uma atividade antimicrobiana substancial quando utilizada como irrigante endodôntico.

42. Julio C. Machado de Oliveria et al, em 2010, realizaram um estudo para investigar a influência do soro e dos tecidos moles necróticos na atividade antimicrobiana da pasta de $Ca(OH)_2$ - glicerina, da pasta de Ca(OH)2-CHX, da pasta de $Ca(OH)_2$ - paramonoclorofenol canforado - glicerina e da pasta de $Ca(OH)_2$ - ZnO como medicamentos intracanais. Os resultados mostraram que a pasta de Ca(OH)2-CPMC-glicerina é a menos afetada e que a pasta de Ca(OH)2-glicerina/CHX foi significativamente afetada pelo soro. Concluíram que a atividade antimicrobiana de todos os medicamentos diminuiu na presença de tecido necrótico devido aos subprodutos da degeneração do tecido.

43. Tugce Yuca Ozturk et al, em 2019, realizaram um estudo para avaliar o efeito da pasta antibiótica tripla, da pasta antibiótica dupla e do $Ca(OH)_2$ como medicamentos intracanais na adaptação marginal do MTA e da biodentina à dentina em 20 dentes que foram divididos em 2 subgrupos. Os resultados mostraram que foi observada uma menor percentagem de espaços vazios nos espécimes mediados por $Ca(OH)_2$ no grupo do MTA em comparação com a biodentina. O estudo concluiu que a aplicação de $Ca(OH)_2$ como medicamento reduziu a ocorrência de espaços vazios entre o MTA pró-radicular e a dentina radicular, melhorando assim a adaptabilidade marginal devido à sua conversão em carbonato de cálcio.

44. Alaa H.A.Sabrah et al, em 2013, efectuaram um estudo para comparar o efeito antimicrobiano da pasta antibiótica tripla, da pasta antibiótica dupla e do $Ca(OH)_2$ contra E.fecalis e P.gingivalis, medindo a concentração inibitória mínima (CIM), a concentração bacteriana mínima (CBM) e a concentração inibitória mínima do biofilme (CIMB). Os resultados mostraram que as formações de biofilme diminuíram significativamente com a pasta de antibiótico tripla e a pasta de antibiótico dupla. O estudo concluiu que tanto a pasta de antibiótico duplo como a pasta de antibiótico triplo foram mais eficazes do que o $Ca(OH)_2$ contra E.fecalis e P.gingivalis, uma vez que o $Ca(OH)_2$ apresentou uma elevada alteração alcalina.

45. Richard E. Rutledge et al, em 1990, realizaram um estudo para avaliar o efeito do eugenol, formocresol, CMCP, pasta de perborato de sódio e superoxol como medicamentos intracanais na capacidade de selamento do material de restauração endodôntico provisório (TERM) em 50 molares inferiores extraídos. Os resultados mostraram que não foram observadas fugas significativas em todos os espécimes. O estudo concluiu que a capacidade de selamento do TERM não é afetada pelo eugenol, formocresol e CMCP, mas existe uma fuga significativa no grupo que contém pasta de branqueamento devido à formação de canais abertos na interface da restauração com o dente.

46. E.Hoshino et al, em 1996, realizaram um estudo para avaliar o efeito antimicrobiano da mistura de ciprofloxacina, metronidazol e minociclina com ou sem adição de rifampicina em bactérias retiradas de 27 casos de dentina infetada das paredes dos canais radiculares. Os resultados mostraram que os respectivos fármacos, por si só, diminuíram substancialmente as bactérias, mas não as conseguiram matar, e a rifampicina adicionada provoca descoloração. O estudo concluiu que a eficácia bactericida da combinação de medicamentos é suficientemente potente para erradicar as bactérias da dentina infetada sem rifampicina.

47. Ghaeth Hamdon Yassen et al, em 2014, realizaram um estudo para avaliar os efeitos da pasta antibiótica tripla dupla (DTAP), da pasta antibiótica tripla e do $Ca(OH)_2$ como medicamentos intracanais na estrutura química e na microdureza da dentina em 50 discos de dentina de 3 molares intactos[rd] que foram irrigados com NaOCl e EDTA. Os resultados mostraram que a dentina tratada com medicamentos intracanais e NaOCl, EDTA mostrou uma redução significativa na microdureza. O estudo concluiu que o DTAP e o $Ca(OH)_2$ causam uma redução significativamente menor da microdureza e da desmineralização superficial da dentina em comparação com a pasta antibiótica tripla, uma vez que têm capacidade quelante e natureza ácida.

48. Hakan Arslan et al, em 2015, realizaram um estudo para avaliar o efeito da pasta antibiótica tripla, da pasta antibiótica dupla e do $Ca(OH)_2$ como medicamentos intracanais na resistência de união do cimento resinoso autoadesivo à dentina do canal radicular em 48 dentes com uma única raiz. Os resultados mostraram que a pasta de antibiótico tripla diminuiu a resistência de ligação dos cimentos de resina à dentina, enquanto o $Ca(OH)_2$ e a pasta de antibiótico dupla não tiveram qualquer efeito. O estudo concluiu que a pasta antibiótica tripla diminuiu a resistência de união do cimento resinoso autoadesivo devido ao seu efeito quelante.

49. G.H.Yassen et al, em 2013, realizaram um estudo para avaliar o efeito da pasta antibiótica tripla, da pasta antibiótica dupla e do $Ca(OH)_2$ como medicamentos intracanais na fratura radicular e na microdureza da dentina radicular em canais radiculares de 180 pré-molares mandibulares. Os resultados mostraram que a aplicação de 3 meses de todos os medicamentos causou uma diminuição significativa da resistência à fratura, enquanto se observou um aumento com a aplicação de $Ca(OH)_2$ durante menos de 3 meses. Concluíram que a aplicação de 3 meses de pasta antibiótica tripla, pasta antibiótica dupla e $Ca(OH)_2$ reduziu a resistência à fratura radicular, enquanto se observou uma redução significativa devido à natureza ácida das pastas antibióticas tripla e dupla.

50. J.M.V.M.Luceha et al, em 2013, realizaram um estudo para determinar a viabilidade de E.fecalis na dentina radicular humana infetada após exposição a medicamentos à base de CHX e octenidina em 40 segmentos radiculares que foram tratados com $Ca(OH)_2$, CHX, CHX-GP, gel

de octenidina. Os resultados mostraram que o tratamento com CHX, CHX-GP e octenidina resultou em valores significativamente mais baixos de proporção de bactérias viáveis (PVB%), enquanto se observou um aumento com $Ca(OH)_2$. O estudo concluiu que os medicamentos à base de CHX e de octenidina foram eficazes na diminuição da viabilidade de E. fecalis. Destes dois, a octenidina apresentou resultados mais favoráveis devido ao seu amplo espetro antimicrobiano.

Conclusão

O tratamento endodôntico é essencialmente um procedimento de desbridamento que visa interromper e remover o ecossistema microbiano que está associado ao processo de doença. É importante que o clínico compreenda a estreita relação entre a presença de microrganismos e os processos de doença endodôntica para desenvolver um raciocínio eficaz para o tratamento. O conhecimento adequado do medicamento intracanal é muito, muito necessário para a aplicação correta do agente, bem como para um resultado suficiente do tratamento endodôntico. O resultado eficaz da terapia endodôntica depende, de certa forma, da limpeza do sistema de canais e o canal deve estar livre de microrganismos causadores de infecções .[35]

A eliminação da contaminação microbiana do sistema de canais radiculares é um pré-requisito para o êxito do tratamento dos canais radiculares. Os medicamentos intracanais em endodontia têm sido utilizados para reduzir o número de microrganismos, tornar o conteúdo do canal estático, prevenir a dor pós-tratamento e melhorar a anestesia. A investigação demonstrou a toxicidade e a provável alergenicidade dos medicamentos intracanais habitualmente utilizados, em especial os derivados fenólicos e aldeídos. Com uma vasta escolha de medicamentos intracanais atualmente disponíveis, a seleção deve ser feita de acordo com as necessidades especiais do caso em questão[14] . Os medicamentos intracanais são eficazes na redução da incidência de dor pós-tratamento. A utilização de medicamentos intracanais em endodontia tem várias razões, tendo em conta os seus efeitos nocivos, como os mutagénicos, carcinogénicos e a irritação dos tecidos perirradiculares.

A aplicação local de antibióticos no interior do sistema de canais radiculares pode ser um modo mais eficaz de administração destes fármacos do que as vias sistémicas de administração[17] . Desde o início da extirpação da polpa até à obturação, o processo de desinfeção é seguido continuamente, aplicando medicamentos intracanais para desinfetar o canal, torná-lo inerte, seco, reduzir a dor pós-operatória e prevenir a reinfeção. Em termos de sucesso radiológico, não há diferença entre a eficácia dos tratamentos de canal radicular em tratamentos endodônticos de visita única ou múltipla. Além disso, a maioria das complicações a curto e longo prazo resultantes dos tratamentos são semelhantes em termos de frequência. Assim, não há razão para evitar a escolha do tratamento endodôntico de visita única quando aplicável. O uso de medicamentos intracanais difere de caso para caso e de pessoa para pessoa, dependendo da sua experiência clínica[15] . Os recentes avanços nos medicamentos intracanais sugerem a aplicação combinada de métodos físicos e químicos. Na prática dentária atual, os medicamentos intracanais estão a ser aplicados em determinadas condições para obter o máximo sucesso no tratamento dos canais radiculares. No entanto, todos os materiais antimicrobianos atualmente disponíveis para a irrigação e medicação dos canais radiculares têm limitações, e a procura do irrigante e do medicamento intracanal ideais continua .[4]

Referências

1. Belinda Kuan-Jung Chen et al. Descoloração de raízes causada por medicamentos endodônticos intracanais residuais. A revista científica mundial. 2014;2014:404676.

2. Chong BS, Pitt Ford TR. O papel da medicação intracanal no tratamento do canal radicular. Int Endod J. 1992 Mar:25(2):97-106.

3. Nisha Garg Amit Garg Text book of endodontics 2nd edition Jaypee Brothers Medical Publishers (P) LTD 46-47,223-228.

4. Himadri pal. Aplicação de medicamentos intracanal: A Review. IOSR Journal of Dental and Medical Sciences (IOSR-JDMS), 2019, vol. 18, 14-21.

5. Almeida, L. H. S., Moraes, R. R., Morgental, R. D., & Pappen, F. G. Os cimentos endodônticos pré-misturados à base de silicato de cálcio são comparáveis aos materiais convencionais? Uma revisão sistemática de estudos in Vitro. J Endod; 2017,43:527-535.

6. G. Lokhasudhan, Ajitha. P. Papel dos antibióticos como medicamento intracanal - uma revisão da literatura. Research J. Pharm. and Tech 2018; 11(4): 1691-1696.

7. Deshpande A, Sudani U. Medicamento intracanal em Endodontia Pediátrica: Uma revisão da literatura. J Adv Med Dent Scie Res 2015;3(2):63-68.

8. Belinda Kuan-Jung Chen et al. Descoloração de raízes causada por medicamentos endodônticos intracanais residuais. A revista científica mundial. 2014;2014:404676.

9. Harrison JW, Madonia JV. A toxicidade do paraclorofenol. Oral Surgery, Oral Medicine, Oral Pathology. 1971 Jul 1;32(1):90-9.

10. Kumar A, Tamanna S, Iftekhar H. Medicamentos intracanais - A sua utilização na endodontia moderna: Uma revisão narrativa. J Oral Res Rev 2019;11:89-94.

11. Shakapuram G, Pachalla MS, Karne AR, Shiva S, Deepa J, Kommineni S. Eficácia da irrigação ultrassónica passiva na remoção de três medicamentos intracanais diferentes Um estudo invitro. Indian J Dent Res 2021;32:390-4.

12. Ambikathanaya UK. Medicamentos anti-sépticos intracanal; uma revisão. Unique J Med Dent Sci. 2014;2(3):136-42.

13. Abbott PV. Medicamentos: auxiliares para o sucesso em endodontia. Parte 1. Uma revisão

da literatura. Australian Dental Journal. 1990 Oct;35(5):438-448.

14. Hemadri M et al. Nisin Vs Calcium Hydroxide - Antimicrobial Efficacy on Enterococcus Feacalis - An In-vitro Study. Jornal Internacional de Odontologia Contemporânea. junho de 2011; 2(3).

15. Kawashima N, Wadachi R, Suda H, Yeng T, Parashos P. Medicamentos para o canal radicular. Int Dent J. 2009 Feb;59(1):5-11.

16. Thomas, Paul A. et al. Antibacterial properties of dilute formocresol and eugenol and propylene glycol. Cirurgia oral, medicina oral e patologia oral 49 2 (1980): 166-70.

17. Mohammadi Z, Abbott PV. Sobre as aplicações locais de antibióticos e agentes à base de antibióticos em endodontia e traumatologia dentária. Int Endod J. 2009 Jul;42(7):555-67.

18. Lewis BB, Chestner SB. Formaldehyde in dentistry: a review of mutagenic and carcinogenic potential (Formaldeído em medicina dentária: uma revisão do potencial mutagénico e carcinogénico). J Am Dent Assoc. 1981 Sep;103(3):429-34.

19. Cohen S, Hargreaves KM. Pathways of the Pulp (Vias de acesso da polpa). 9th Edn. St. Louis: Mosby Elsevier; 2006:290-357.

20. Alexander RE, Throndson RR. Uma revisão do uso de corticosteróides perioperatórios em cirurgia dentoalveolar. Oral Surg Oral Med Oral Pathol Oral Radiol Endod. 2000 Oct 1;90(4):406- 15.

21. Paquette L, Legner M, Fillery ED, Friedman S. Eficácia antibacteriana da medicação intracanal de gluconato de clorexidina in vivo. J Endod. 2007 Jul 1;33(7):788-95.

22. Sluis, Luc & Boutsioukis, Christos & Jiang, Lei-Meng & Macedo, Ricardo & Verhaagen, Bram & Versluis, Michel. Irrigação do canal radicular.2015:10.

23. Dillon JS, Amita, Saini SK, Bedi HS, Ratol SS, Gill B. Cicatrização de uma lesão periapical de grandes dimensões utilizando pasta antibiótica tripla e aspiração intracanal no retratamento endodôntico não cirúrgico. Indian J Dent. 2014 Jul;5(3):161-5.

24. Dewiyani, Sari. Hidróxido de cálcio como curativo intracanal para dentes com periodontite apical. Dental Journal: Majalah Kedokteran Gigi.2 0 1 1

25. Harrison JW, Bellizzi R, Osetek EM. A toxicidade clínica dos medicamentos endodônticos. J Endod. 1979 Feb;5(2):42-7.

26. S,Andamuthu & Ravi, Vaiyapuri & Prasad, A. & Sivakumar, J.S. Herbendodontics -

Phytotherapy In Endodontics: Uma revisão. Jornal Biomédico e Farmacologia.2018:11.1073-1082.

27. Kishan, K.V., Shah, N.C., & Naveen, M. Utilização de substitutos naturais como medicamento intracanal na endodontia - Uma atualização para estudos in vivo. Indian Journal of Natural Products and Resources.2022:11, 165-168.

28. Tewari, RajendraKumar & Kapoor, Bhumika & Mishra, SurendraKumar & Kumar, Ashok. Papel das ervas na endodontia. Journal of Oral Research and Review.2016: 8. 95.

29. Kazemipoor Maryam, Hakimian Roqayeh, Akhoondzadeh Laleh. Nano Science and Root Canal Therapy: A Literature Review. Jorjani Biomedicine Journal. 2019;7(1):1-13.

30. Raura, Natasha & Garg, Anirudh & Arora, Arpit & e M, Roma. Tecnologia de nanopartículas e suas implicações na endodontia: uma revisão. Investigação em Biomateriais.2020:24.

31. Seth, Nikhil & Khan, Khateeb. Dentistry at the Nano Level: The Advent of Nano dentistry. Jornal Internacional de Investigação em Cuidados de Saúde. 2017:1.3-9.

32. Chong BS, Pitt Ford TR. O papel da medicação intracanal no tratamento do canal radicular. Int EndodJ.1992Mar;25(2):97-10

33. Reddy, K.S., Prasad, S.D., Sirisha, P., & Prashanth, V.K. Avaliação da eficácia antimicrobiana do óleo de sésamo ozonizado, do hidróxido de cálcio e da sua combinação como medicamento intracanal contra Candida Albicans: Um estudo in-vitro.2015.

34. Singh, Shruti & Patil, Amit & Mali, Sheetal & Jaiswal, Himmat. Bioglass: Uma nova era na medicina dentária moderna. Jornal Europeu de Medicina Dentária Geral e Familiar.2022 :11.

35. Singh, Ramandeep & Sonali, & Udhey, Chander & Chauchan, Madhvi & Kour, Puneet & Thapliyal, Shashank. Different root canal medicaments used in dentistry: A literature review. IP Indian Journal of Conservative and Endodontics.2021: 6. 194-197.

36. Guven Y, Uygun AD. Os efeitos da temperatura da solução de irrigação na remoção de pasta antibiótica tripla modificada dos canais radiculares usando o XP-endo Finisher. Turk Endod J 2021;6:39-44.

37. Prabhakar A, Taur S, Hadakar S, Sugandhan S. Comparação da eficácia antibacteriana da pasta de hidróxido de cálcio, do gel de clorexidina a 2% e do extrato de curcuma como medicamento intracanal e do seu efeito na microdureza da dentina radicular: Um estudo in vitro. Int J Clin Pediatr Dent. 2013 Sep;6(3):171-7.

38. Sinha DJ, Sinha AA. Medicamentos naturais em medicina dentária. Ayu. 2014 Apr;35(2):113-8.

39. De Vincenzi M, Stammati A, De Vincenzi A, Silano M. Constituintes das plantas aromáticas: Carvacrol. Fitoterapia. 2004;75:801-4.

40. Sanches NR, Cortez DA, Schiavini MS, Nakamura CV, Filho BP. Avaliação das atividades antibacterianas de Psidium guajava. Braz Arch Biol Technol 2005;48:429-30.

41. Alves M.J, Ferreira I.C, Dias J, Teixeira V, Martins A, Pintado M. Revisão da atividade antimicrobiana de extractos e compostos isolados de cogumelos (Basidiomycetes). Planta Med. 2012;78:1707.

42. Alves M.J, Ferreira I.C, Dias J, Teixeira V, Martins A, Pintado M. Revisão da atividade antimicrobiana de extractos e compostos isolados de cogumelos *(Basidiomycetes)*. Planta Med. 2012;78:1707.

43. Hemadri M et al. Nisin Vs Calcium Hydroxide - Antimicrobial Efficacy on Enterococcus Feacalis - An invitro study. Revista Internacional de Odontologia Contemporânea. 2011;2(3).

44. Haraguchi H, Tanimoto K, Tamura X, Mizutani K, Kinoshita T. Modo de ação antibacteriana das retrochalconas de Glycyrrhiza inflata. Fitoquímica. 1998; 48:125-9.

45. Badr A.E, Omar N, Badria F.A. Uma avaliação laboratorial do efeito antibacteriano e citotóxico do alcaçuz quando utilizado como medicamento para o canal radicular. Int Endod.J.2011;44:51.

46. Seal M, Rishi R, Satish G, Divya K.T, Talukdar P, Maniyar R. Herbal panacea: A necessidade de hoje na medicina dentária. J. Int Soc Prev Community Dent. 2016; 6:105.

47. Bodet C, Grenier D, Chandad F, Ofek I, Steinberg D, Weiss E.I. Potenciais benefícios do arando para a saúde oral. Crit Rev Food Sci Nutr. 2008;48(7):672-680.

48. Anuj Bhardwaj, Suma Ballal e Natanasabapathy Velmurugan. Avaliação comparativa da atividade antimicrobiana de extractos naturais de Morinda citrifolia, papaína e aloé vera (todos em formulação de gel), gel de clorexidina a 2% e hidróxido de cálcio, contra Enterococcus faecalis: Um estudo in vitro. Journal of Conservative Dentistry. 2012;15(3):293.

49. Yuri Wanderley Cavalcanti, Leopoldina De Fatima Dantas De Almeida, Mariana Machado Teixeira De Moraes Costa, Wilton Wilney Nascimento Padilha. Avaliação da atividade antimicrobiana e do pH do hidróxido de cálcio associado a produtos naturais. Braz Dent Sci. 2010;13(8):49-54.

50. Cimanga K, Kambu K, Tona L, Apers S, De bruyne T, Hermans N et al. Correlação entre a composição química e a atividade antibacteriana dos óleos essenciais de algumas plantas medicinais aromáticas que crescem na República Democrática do Congo. J ethnopharmacol. 2002;79(2):213-20.

51. Prabuseenivasan S, Jayakumar M, Ignacimuthu S. Atividade antibacteriana in vitro de alguns óleos essenciais de plantas. Bmc complement Altern *med.* 2006;39(6):486-94.

52. Lucas Da Fonseca Roberti Garcia, Gabriela Lemos De Almeida, Fernanda De C. P. Pires-De-Souza, Simonides Consani. Atividade antimicrobiana de uma pasta de hidróxido de cálcio e óleo de Ricinus communis contra microrganismos comumente encontrados em infecções endodônticas. Rev Odonto Cienc. 2009;24(4):406-409.

53. Marcia Carneiro Valera, Lilian Eiko Maekawa, Luciane Dias de Oliveira, Antonio Olavo Cardoso Jorge, Érika Shygei e Claudio Antonio Talge Carvalho. Atividade antimicrobiana in vitro de substâncias químicas auxiliares e extratos naturais sobre Candida albicans e Enterococcus faecalis em canais radiculares. J. Appl Oral Sci. 2013;21(2):118- 123.

54. Kurian B, Swapna D.V, Nadig R.R, Ranjini M.A, Rashmi K, Bolar S.R. Eficácia do hidróxido de cálcio, cogumelo e Aloé vera como medicamento intracanal contra Enterococcus faecalis*:* An in vitro .Endodontology. 2016;28:137-42.

55. Yuri Wanderley Cavalcanti, Leopoldina De Fatima Dantas De Almeida, Mariana Machado Teixeira De Moraes Costa, Wilton Wilney Nascimento Padilha. Avaliação da atividade antimicrobiana e do pH do hidróxido de cálcio associado a produtos naturais. Braz Dent Sci. 2010;13(8):49-54.

56. Cimanga K, Kambu K, Tona l, Apers s, De bruyne T, Hermans N et al. Correlação entre a composição química e a atividade antibacteriana dos óleos essenciais de algumas plantas medicinais aromáticas que crescem na república democrática do congo.J ethnopharmacol. 2002;79(2):213-20.

57. Gentil M, Pereira J.V, Sousa Y.T, Pietro R, Neto M.D, Vansan L.P et al. Avaliação in vitro da atividade antibacteriana de Arctium lappa como agente fitoterapêutico utilizado em pensos intracanais. Phytother Res. 2006;20:184.

58. Pereira J.V, Bergamo D.C, Pereira J.O, Franca Sde C, Pietro R.C, Silva- Sousa Y.T. Atividade antimicrobiana dos constituintes de Arctium lappa contra microrganismos comumente encontrados em infecções endodônticas. Braz Dent J. 2005;16(3):192-196.

59. Cohen, Instrument Materials and Device 10th edition Mosyb Elsevier 245-282.

60. Turner SR et al An in Vitro investigation of antibacterial effect of nisin in root canals and canal wall radicular dentin International Endodontic Journal 2004;37;664-671.

61. Sadowska AM, Manuel-Y-Keenoy B, De Backer WA. Antioxidant and anti- inflammatory efficacy of NAC in the treatment of COPD: Discordant in vitro and in vivo dose-effects: A review. Pulm Pharmacol Ther. 2007;20:9-22.

62. Quah SY, Wu S, Lui JN, Sum CP, Tan KS. N-acetyl cysteine inhibits growth and eradicates biofilm of Enterococcus faecalis. J Endod. 2012;38:81-5.

63. Olofsson AC, Hermansson M, Elwing H. N-acetyl-L-cysteine affects growth, extracellular polysaccharide production, and bacterial biofilm formation on solid surfaces. Appl Environ Microbiol. 2003; 69:4814-22.

64. Schwandt LQ, Van Weissenbruch R, Stokroos I, Van der Mei HC, Busscher HJ, Albers FW. Prevenção da formação de biofilme por produtos lácteos e N-acetilcisteína em próteses vocais numa garganta artificial. Acta Otolaryngol.2004;124:726–31.

65. Alrahman, M.S., Faraj, B., & Dizaye, K.F. Avaliação da nitrofurantoína como medicamento experimental intracanal em Endo. BioMed Research International, 2020.

66. L.D.Qiao, S. Chen, Y. Yang et al., Characteristics of urinary tract infection pathogens and their in vitro susceptibility to antimicrobial agents in China: data from a multicenter study, BMJ Open,2013: vol. 3, no. 12.

67. Vishwanath V, Rao HM. Gutta-percha in endodontics - A comprehensive review of material science. J Conserv Dent. 2019 May-Jun;22(3):216-222.

68. Shur AL, Sedgley CM, Fenno JC. The antimicrobial efficacy of 'MGP' gutta-percha in vitro. Int Endod J. 2003;36:616-21.

69. Hegde MN, Niaz F. Relatos de casos sobre a utilização clínica de pontos de hidróxido de cálcio como medicamento intracanal. Endodontologia. 2006;18:23-7.

70. Naik B, Shetty S, Yeli M. Antimicrobial activity of gutta-percha points containing root canal medications against E.faecalis and Candida albicans in simulated root canals-an study in vitro. Endodontologia. 2013;25:8-18.

71. Bodrumlu E, Alacam T, Semiz M. A eficácia antimicrobiana e antifúngica da guta-percha integrada com tetraciclina. Indian J Dent Res. 2008;19:112-5.

72. Chirag M. Raiyani, Ruchi Arora, Deepak P. Bhayya. Ozono (Odontologia em direção à vegetação) - Uma revisão. Revista Internacional de Investigação Biomédica 2015;6(03):155-9.

73. Mohammadi Z, Shalavi S, Soltani MK, Asgary S. Uma revisão das propriedades e aplicações do ozono na endodontia: Uma Atualização IEJ Iran Endod J. 2013;8(2):40-43.

74. E Mohamed Ali. Aplicação de ozono para prevenir infecções fúngicas em úlceras do pé diabético. Diabetologia Croatica 2013;42(1)3-22.

75. Wilson C, Cathro PC, Rogers AH, Briggs N, Zilm PS. Diversidade clonal na formação de biofilme por Enterococcus faecalis em resposta ao stress ambiental associado a irrigantes endodônticos e medicamentos. Int Endod J. 2015;48(3):210-9.

76. Sarin S, Rekhi A. Vidro bioativo: um potencial biomaterial da próxima geração. SRM J Res Dent Sci 2016;7:27-32.

77. Kar P, Varghese R, Agrawal N, Jhaveri H. Steroid as an Intracanal Medicament: Uma revisão avançada. J Res Dent Maxillofac Sci. 2021; 6 (3):47-51.

78. Bansal R, Jain A. Visão geral sobre os actuais agentes contendo antibióticos utilizados em endodontia. North Am J Med Sci 2014;6:351-8.

79. Agarwal S, Piesco NP, Peterson De, Charon J, Suzuki JB, Godowski K, Southard GL. Effects of sanguinarium, chlorhexidine and tetracycline on neutrophil viability and functions in vitro. J Periodont Res. 1997;32:335-44.

80. Krautheim AB, German THM, Bircher AJ. Anafilaxia por clorexidina: relato de caso e revisão da literatura. Contact Derm. 2004;50:113-6.

81. Mohammadi, Zahed et al. Uma revisão sobre a pasta antibiótica tripla como material adequado utilizado na endodontia regenerativa.Iranian endodontic journal 2018:vol. 13,1: 1-6.

MIX
Papier aus verantwortungsvollen Quellen
Paper from responsible sources
FSC® C105338

Printed by Books on Demand GmbH, Norderstedt / Germany